Dr. Jörg Zittlau

Natürlich heilen mit Salbei

Mit der sanften Kraft der Heilpflanze Infektionen, Entzündungen, Wunden und Magen-Darm-Erkrankungen lindern.
Die besten Rezepturen für Gesundheit und Schönheit

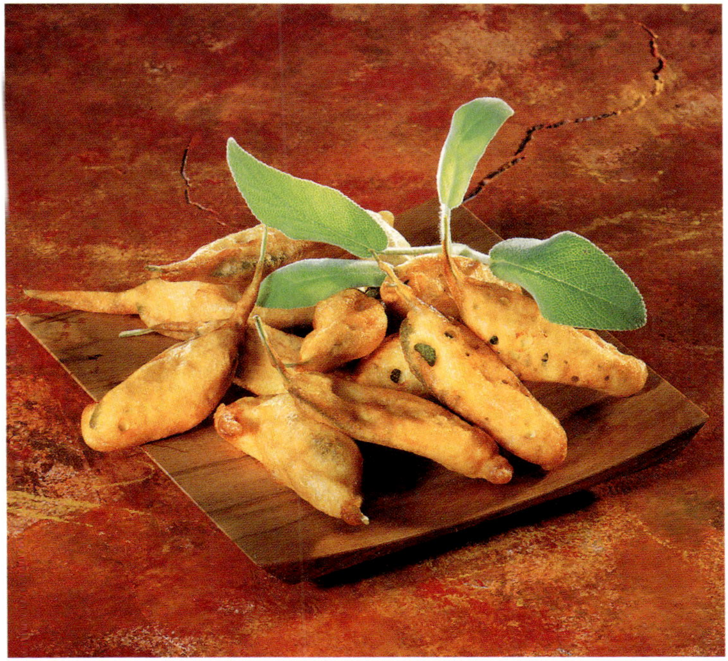

LUDWIG

Inhalt

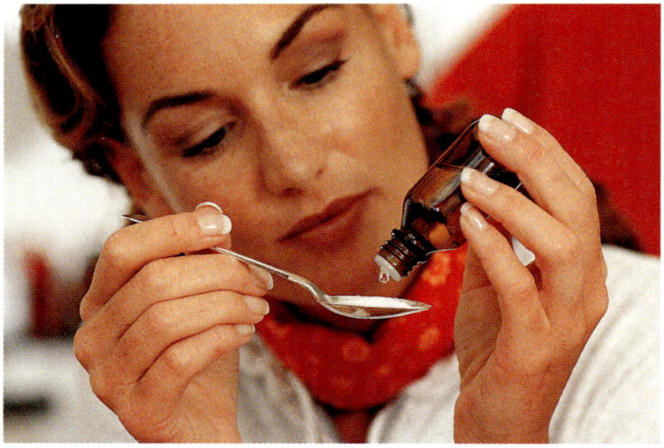

Salbei hat ein breites Wirkungsspektrum für die Gesundheit.

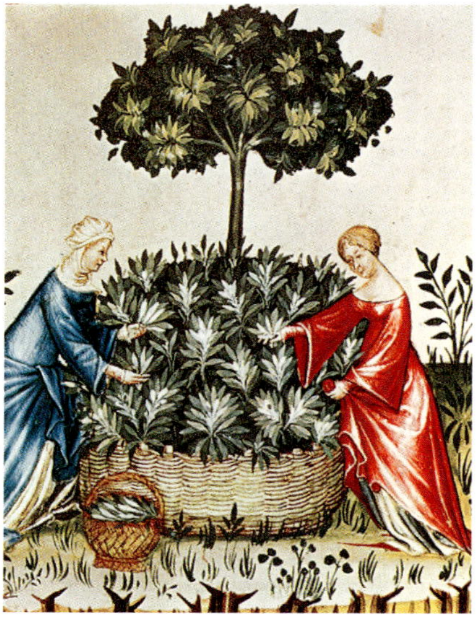

Auch im Mittelalter schätzte man die Heilkraft von Salbei.

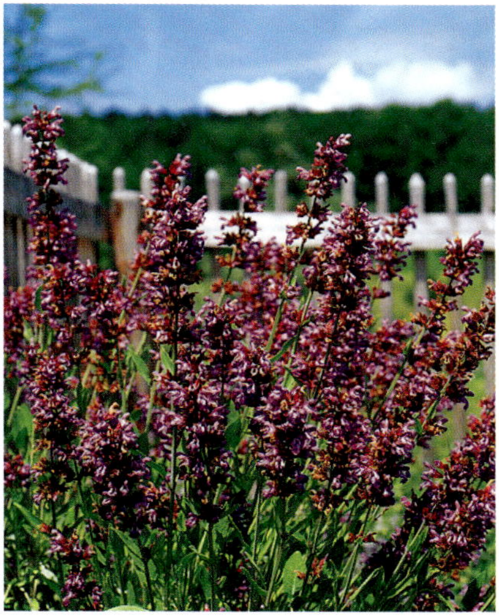

Die größte medizinische Bedeutung hat der Gartensalbei.

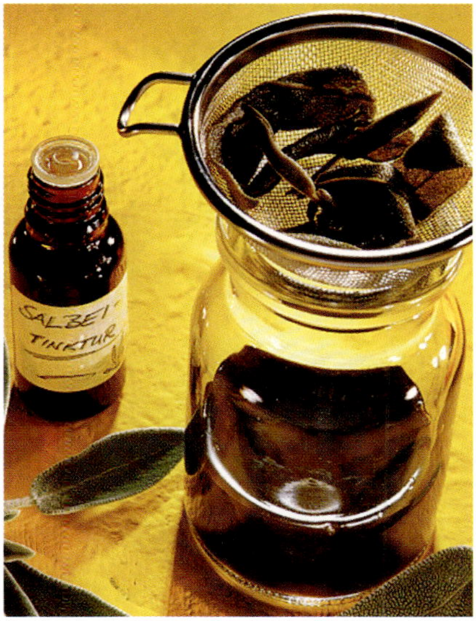

Viele Salbeimittel kann man problemlos zu Hause herstellen.

Salbei – aromatisches Heilkraut des Südens

Salbei ist Gewürz und Heilkraut zugleich. Es ist lediglich ein Vorurteil, wonach er in erster Linie bitter schmeckt. Seine Bitterstoffe lassen sich nämlich bei entsprechender Zubereitung durchaus ausschalten.

In den letzten Jahren erlebt die Pflanzenheilkunde einen enormen Boom. Immer mehr Patienten, aber auch immer mehr Ärzte sind bereit, phytotherapeutische Arzneimittel einzusetzen. Einige Pflanzen haben von diesem Boom in besonderem Maß profitiert, sie sind zu regelrechten Stars in der Naturheilszene geworden.

Phytotherapie – die sanfte Alternative

Da ist beispielsweise das Johanniskraut (Hypericum perforatum). Es ist mittlerweile aus der Therapie von Ängsten und Depressionen überhaupt nicht mehr wegzudenken, und es gehört zu den besten Medikamenten in der Therapie von Sportverletzungen.
Nicht zu vergessen der grüne Tee (Camellia sinensis), der lange fast nur in Chinarestaurants auf den Tisch kam. An seinen Karies hemmenden, antiarteriosklerotischen und blutdrucksenkenden Wirkungen haben Wissenschaftler mittlerweile keine Zweifel mehr.
Auch das Teebaumöl ist in den letzten Jahren in den Reformhäusern und Apotheken zum echten Renner geworden. Es wirkt antibiotisch gegen alle möglichen Infekte – doch bei aller Euphorie, endlich ein natürliches Antibiotikum gefunden zu haben, wird oft vergessen, dass seine Inhaltsstoffe zu aggressiv sind, um Teebaumöl so ohne weiteres innerlich anzuwenden.
Auch der Salbei war einmal ein Star. Man feierte ihn in vergangener Zeit als »Ambrosia der Götter« und als ein Kraut, das eigentlich alle anderen Kräuter überflüssig mache. Man propagierte ihn als Mittel gegen die schlimmsten Infektionen wie etwa die Pest, und man verwendete ihn bei der Geburtshilfe ebenso wie als Mittel zur Abtreibung. Sogar gegen Epilepsie wurde er empfohlen.

Die Renaissance des stillen Stars

Vieles von dem, was man von ihm erwartete, konnte er unmöglich erfüllen. Die Menschen waren deswegen enttäuscht, und so wurde der Salbei erst einmal sozusagen aufs Abstellgleis geschoben. Heute wissen die meisten nur noch, dass er irgendwie bei Zahnfleischentzündungen hilft – aber da gibt es schließlich ja auch noch andere Mittel. Und als Gewürz schätzt man ihn wohl als Klassiker, der aber für die alltägliche Küche eigentlich zu bitter ist.

Dabei ist der Salbei ein echter Star, auch wenn er (noch) nicht das große Interesse der Öffentlichkeit weckt. Er ist es deswegen, weil er im Verhältnis zu vielen anderen Heilpflanzen wissenschaftlich wirklich solide erforscht ist. Er wurde in den Labors ebenso gründlich ausgetestet wie in den Kliniken. Außerdem hat er als Heil- und Gewürzpflanze eine unendlich lange Geschichte und kann auf einen dementsprechend großen medizinischen und kulinarischen Background verweisen. Ein Blick in alte Rezepte zeigt beispielsweise, dass der Salbei durchaus zum Alltagsgewürz taugt und beileibe kein »bitterer Exot« ist.

Die medizinischen Wirkungen des Salbeis sind überdurchschnittlich gut erforscht. Dies macht ihn zu einer Heilpflanze, die auch in der Schulmedizin einen festen Platz haben sollte.

Anerkannt von Natur- und Schulmedizin

Sein größter Pluspunkt ist schließlich, dass Salbei eine ungemein breite Palette an Wirkungen hat. Er wirkt ähnlich antibiotisch wie Teebaumöl. Er hilft bei der Wundheilung wohl so effektiv wie die Ringelblume (Calendula officinalis), er unterstützt die Therapie von Darminfektionen und Koliken mindestens genauso gut wie Zimt (Cinnamomum verum) und Pfefferminze (Mentha piperita), und seine entzündungshemmende Kraft gleicht der der Kamille (Chamomilla recutita). Wie kaum eine andere Pflanze hat er die besondere Fähigkeit, unsere Schweißproduktion hemmen zu können.

Der Salbei ist sicherlich kein Alleskönner, doch er ist ungewöhnlich vielseitig, und ein Großteil seiner Wirkungen ist auch wissenschaftlich belegt. Er ist ein bewährter Klassiker der Naturmedizin (und eigentlich auch der Schulmedizin), der es verdient hätte, von Ärzten und Patienten wieder mehr berücksichtigt zu werden.

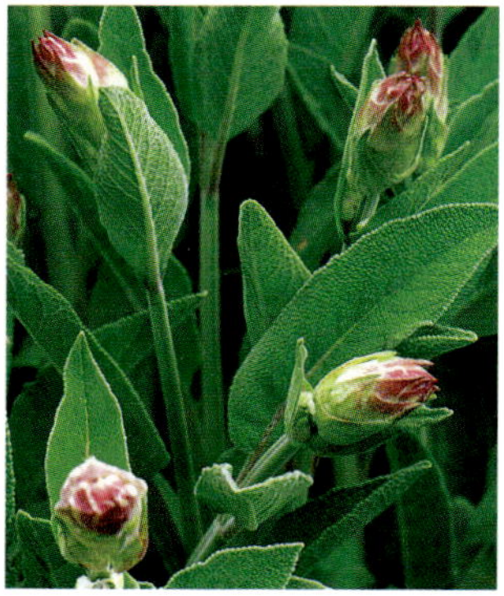

Salvia officinalis, der Gartensalbei, ist die Salbeiart mit der stärksten Heilkraft.

Botanik und Ernte

Der Salbei gehört zu den artenreichsten Pflanzen überhaupt. Die Botanik kennt weltweit sage und schreibe 500 unterschiedliche Salbeiarten; einige Wissenschaftler, die bei ihrer Klassifizierung von anderen Artbegriffen ausgehen, kommen sogar auf 900. Nur die wenigsten erlangten jedoch eine Bedeutung als Heilmittel. Zu diesen zählen vor allem die folgenden drei:

- Salvia officinalis, der Gartensalbei
- Salvia sclarea, der Muskatellersalbei
- Salvia miltiorrhiza, der Rotwurzelsalbei

Heilmittelzusatz und Duftlieferant

Die größte medizinische Bedeutung hat der Gartensalbei, er bildet auch die Stammpflanze fast aller Salbeizubereitungen, die man in der Apotheke kaufen kann. Er wächst hierzulande nur selten wild. Der in Mitteleuropa frei wachsende Salbei ist eine Pflanze namens Salvia pratensis. Sie ist zwar auf die kalten und unwirtlichen Witterungsverhältnisse unserer Breiten besser eingestellt als Salvia officinalis, doch dies geht auf Kosten des Gehalts an ätherischen Ölen – sie ist daher medizinisch und kulinarisch ohne Bedeutung.

Muskatellersalbei wird aufgrund seiner Muskatnote gerne in der Parfüm- und Kosmetikindustrie eingesetzt. Er besitzt aber auch einige medizinische Eigenschaften: So spielt er beispielsweise eine wichtige Rolle in der Aromatherapie.

Einen Sonderstatus hat der Rotwurzelsalbei. Im Unterschied zu den anderen Salbeiarten werden bei ihm nicht die Blätter, sondern die Wurzeln geerntet. Er zählt zu den wichtigen Pflanzen der chinesischen Medizin. Hierzulande wird er in der Medizin nur sehr selten angewandt, auch wächst er hier nicht, er wird vielmehr in Nordchina und der Mongolei angebaut – daher wird in diesem Kapitel auf seinen botanischen Steckbrief verzichtet.

Vom Gartensalbei existieren auch noch zwei Unterarten, nämlich Salvia officinalis major und Salvia officinalis minor. Beim ersten sind die Blätter fünf bis zehn Zentimeter lang, beim zweiten vier bis sieben Zentimeter lang. Von ihrer medizinischen Wirksamkeit her unterscheiden sie sich nicht.

Salbei selbst anbauen

Sonnenhungrige und genügsame Pflanze

Garten- und Muskatellersalbei sind beide aus sonnigen, warmen, eher steinigen Gefilden zu uns nach Mitteleuropa gekommen, dementsprechend wachsen sie auch hierzulande am besten auf sonnigen Flächen mit durchlässiger Erde. Der Boden darf mit etwas Kalk und Kompost angereichert sein. Optimal gedeiht Salbei in Steingärten.
Säen Sie den Salbei im April in einer Schale auf der Fensterbank aus. Im Juni können dann die Jungpflanzen nach draußen verpflanzt werden. Als Alternative zum Säen können Sie auch die bereits vorgezogenen Pflanzen beim Gärtner einkaufen und in Ihrem Garten einsetzen. Der ideale Pflanzabstand liegt bei 30 bis 40 Zentimeter. Nach der Blüte wird der Salbei zurückgeschnitten. Im Winter braucht das Mittelmeergewächs etwas Schutz, beispielsweise durch die Abdeckung des Bodens mit einer Schicht Rindenmulch.

Der Salbei eignet sich auch für die Aufzucht auf dem sonnigen Balkon. Die Aussaat erfolgt im April allerdings noch auf der Fensterbank. Im Juni werden die Jungpflanzen in einen Topf auf dem Balkon umgesetzt.

Die optische Gestaltung der Beete

Salbei eignet sich vor allem für die Gestaltung von Steingärten und trockenen Hängen. Zusammen mit Königskerze, Schafgarbe und Astern lässt er sich wirkungsvoll gruppieren. Aber nicht alle Pflanzen können beliebig miteinander kombiniert werden. Innerhalb der Pflanzenwelt gibt es durchaus so etwas wie Sympathien und Antipathien füreinander: So fördern sich beispielsweise Karotten und Zwiebeln gegenseitig in ihrem Wachstum, während Sonnenblumen und Kartoffeln sich gar nicht vertragen und in Nachbarschaft lediglich Kümmerwuchs und magere Erträge zustande bringen. Die Gründe für die nachbarschaftlichen Vorlieben der Pflanzen sind vielfältig. So ist bekannt, dass die einzelnen Gewächse durch chemische Botenträger in der Erde miteinander in Verbindung stehen und sich dadurch nicht nur in ihrem Wachstum, sondern auch in ihrem Geschmack beeinflussen können. Darüber hinaus können sie sich gegenseitig vor Schädlingen schützen.

In Deutschland wurde der Muskatellersalbei früher sehr oft angebaut, weil die Winzer mit seiner Hilfe den Rheinwein zu einem »echten« Muskatellerwein aufwerten wollten (daher auch der heute noch gebräuchliche Name »Muskatellersalbei«). Heute findet man den Muskatellersalbei als Farbtupfer oft in Schrebergärten.

Botanische Steckbriefe

	Gartensalbei	Muskatellersalbei
Größe	Der Gartensalbei wird bis zu 60 Zentimeter hoch, die Stängel wachsen aufrecht in die Höhe und sind am Grund verholzt.	Der Muskatellersalbei wird bis zu 100 Zentimeter hoch, die Stängel wachsen aufrecht in die Höhe.
Äste	Stark verzweigt, mit graubrauner, abschuppender Borke, jüngere Sprossteile filzig behaart.	Stark verzweigt.
Blätter	Einfach gebaut, in Lanzettform, mit Stiel.	Einfach gebaut, ihre Form variiert vom breiten Ei bis zum Herz.
Blüten	Gartensalbei gehört zu den Lippenblütlern. Dementsprechend sind die Blüten in Ober- und Unterlippe gegliedert, die Oberlippe ist helmartig. Sie stehen in fünf- bis zehnblütigen Scheinquirlen zusammen. Die Farbe der Blüten ist meistens blauviolett, Blütezeit ist von Juni bis August.	Der Muskatellersalbei hat Lippenblüten, die Oberlippe ist stark gebogen, der Kelch ist mit dornigen Zähnen bewehrt und drüsig punktiert. Die Farbe ist lila bis hellblau. Blütezeit ist ebenfalls von Juni bis August.
Vorkommen	Als Wildpflanze im gesamten Mittelmeerraum, vor allem in Spanien, Südfrankreich, Dalmatien und Makedonien. Hierzulande wird er gelegentlich in Gärten angebaut. Wild wachsend findet man ihn in Mitteleuropa nur selten, hier dominiert der medizinisch bedeutungslose Wiesensalbei Salvia pratensis.	Als Wildpflanze in Südeuropa, Türkei, Israel, Iran und Afghanistan.
Hauptanbaugebiete	Algerien, Dalmatien, GUS, Indien, Indonesien, Tansania, Südafrika und auf den Antillen.	Vorwiegend in der GUS. In Deutschland wurde er früher gerne auf Weinbergen kultiviert.

Mit welchen Pflanzen Salbei harmoniert

Der stark aromatische Salbei verstärkt den Geschmack von Bohnen, Rosmarin und Fenchel. Darüber hinaus wehrt er Schädlinge ab, besonders wirksam ist er bei Schnecken, Möhrenfliegen und Schmetterlingsraupen. Er eignet sich dadurch gut zur Pflanzung in der Nähe von Gewächsen, die durch diese Schädlinge gefährdet sind. Dazu zählen Rosen, Karotten, Salat und Weißkohl. Bei den Gemüsefeldern kann es sogar sinnvoll sein, einen regelrechten Schutzring aus Salbei um sie herum zu ziehen.

Für diese wirksame Form der Schädlingsabwehr sind inzwischen zahlreiche Beispiele bekannt, die sogar im gewerblichen Bereich den Einsatz chemischer Mittel teilweise ersetzen können. So hält z. B. das Bohnenkraut der Buschbohne schwarze Läuse vom Leib, und auch die Kresse bildet einen effektiven Schutz vor Blatt- und Blutläusen und kann dadurch ganze Obstplantagen vor diesen Schädlingen schützen.

Als Gartenpflanze wird hierzulande gerne auf den Ziersalbei Salvia nemorosa gesetzt. Es gibt ihn mit nachtblauen (»Foerster-Züchtung«), dunkelvioletten (»Ostfriesland«) und ozeanblauen (»Blauhügel«) Blüten. Sie sind ein reiner Gartenschmuck, therapeutisch und kulinarisch also ohne Bedeutung.

Salbei richtig sammeln

Die Salbeiernte sollte sich hierzulande eigentlich überwiegend im heimischen Garten oder auf dem heimischen Balkon abspielen – und nicht in freier Natur. Der Grund: Wild wächst in Mitteleuropa eigentlich nur der Wiesensalbei Salvia pratensis, und der ist als Gewürz- und Küchenpflanze ohne Bedeutung. Anders verhält es sich natürlich, wenn Sie Urlaub am Mittelmeer, vor allem in Dalmatien, Albanien oder Makedonien, machen. Hier wächst auch wilder Gartensalbei, und weil er am heimatlichen Standort viel Sonne und Wärme tanken kann, vermag er dort auch das optimale Wirkstoffprofil zu entwickeln.

Beim europäischen Salbei werden grundsätzlich die Blätter geerntet; hier sitzen nämlich die für Küche und Medizin wichtigen Inhaltsstoffe in optimaler Konzentration und Kombination. Allerdings unterscheiden sich die Sammeltechniken: Sie hängen davon ab, ob Sie den Salbei nur als Gewürz für die Küche brauchen oder auch für medizinische Zwecke einsetzen wollen.

Salbei lässt sich gut auch auf dem Fensterbrett ziehen. Dann haben Sie das Heil- und Gewürzkraut immer frisch zur Hand. Getrocknet hält es sich etwa eineinhalb Jahre lang.

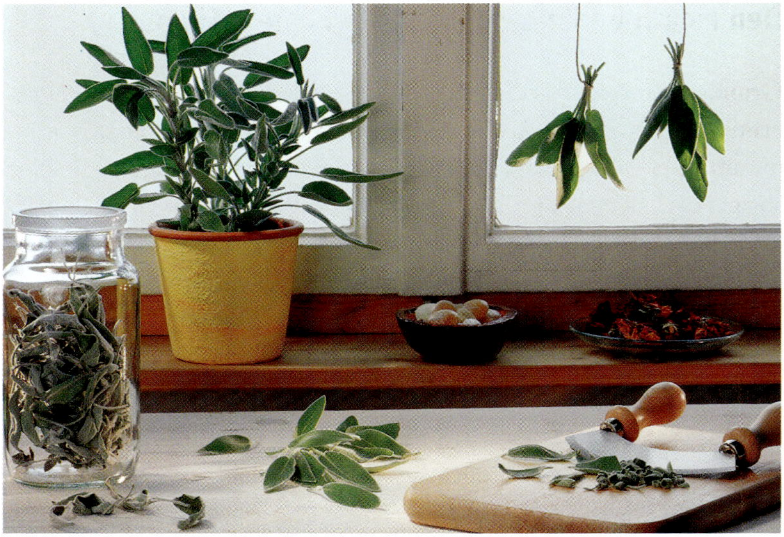

Salbei für Küche und Hausapotheke

Auch am Mittelmeer kann der Wirkstoffgehalt des Salbeis durchaus variieren. So hat albanischer Salbei einen deutlich höheren Kampferanteil als der dalmatinische. Er eignet sich dadurch besonders zur äußerlichen Behandlung von Gelenk- und Muskelschmerzen.

Wer den Salbei nur für die Küche braucht, kann die Blätter praktisch während des ganzen Sommers ernten. Frische Salbeiblätter sind für die Küche eine echte Bereicherung, wie viele Rezepte der Mittelmeerländer beweisen. Getrockneter Salbei ist demgegenüber aufgrund seines strengen und intensiven Geschmacks ein Risiko – mit ihm hat sich schon so mancher Koch seine Speise »verbittert«.

Wer den Salbei für seine Hausapotheke ernten will, muss bei der Ernte einige Besonderheiten beachten, damit er seine optimale Wirkung entfalten kann.

Hauptwirkstoffe des Salbeis sind seine ätherischen Öle – und deren Gehalt hängt stark von den Witterungsbedingungen, vom Standort und vom Zeitpunkt des Pflückens ab. So ist der Gehalt an ätherischen Ölen bei Pflanzen, die viel Sonne und Wärme abbekommen, deutlich höher. Salbei als Heilpflanze ist also in unseren Breiten am wertvollsten, wenn er im Gewächshaus oder auf dem sonnigen Balkon gezogen wird. Im Freilandsalbei an weniger geschützten Standorten ist der Wirkstoffgehalt hingegen etwas geringer.

Den richtigen Zeitpunkt für die Ernte wählen

Grundsätzlich gilt, dass die Salbeiblätter nicht mehr nach der Blüte geerntet werden dürfen, da hier der Anteil an Wirkstoffen dramatisch abnimmt. Der Gehalt an ätherischem Öl eines Blatts hängt schließlich sogar von bestimmten Tageszeiten ab. So erreichen die Ölwerte ihr Maximum von 100 Prozent in der Zeit von 12 bis 16 Uhr, während in den Stunden von 23 bis 6 Uhr der Wert auf bis zu 78 Prozent reduziert sein kann. Ernten Sie Ihren Salbei also grundsätzlich in den Nachmittagsstunden. Auch das Wetter spielt dabei eine große Rolle, besonders wenn Sie den Salbei nach dem Pflücken trocknen wollen. Am besten ernten Sie die Blätter an einem warmen Tag ohne hohe Luftfeuchtigkeit. Bei Regenwetter oder Nebel gepflückter Salbei enthält weniger ätherisches Öl und schimmelt, wenn er nicht sofort verbraucht wird. Ansonsten gibt es keinen eindeutig festzulegenden Pflückmonat. Der Grund: Auch das Wachstumsstadium des Blatts ist für das Wirkstoffprofil des Salbeis von erheblicher Bedeutung.

Wenn Sie Ihren Salbei während eines Urlaubs am Mittelmeer sammeln, so können Sie auch hier durch einige Tricks den Wirkstoffgehalt optimieren. So ist der Gehalt des Hauptwirkstoffs Thujon in Salbeiexemplaren aus dem Landesinneren deutlich geringer als bei Exemplaren von der Küste. Den höchsten Gehalt an ätherischem Öl hat der Mittelmeersalbei im Juli.

Nicht zu junge Blätter pflücken

Ein junges Blatt hat nur einen geringen Anteil an Thujon, dem wichtigsten ätherischen Öl des Salbeis. Bei seinem Wachstum zum mittelgroßen Blatt legt dann der Thujonanteil deutlich zu, bis auf 60 Prozent des Gesamtanteils an ätherischen Ölen. Danach geht der Gehalt wieder ein wenig zurück.
Große Salbeiblätter enthalten noch etwa 50 Prozent Thujon, dafür ist ihr Kampferanteil auf 15 Prozent gestiegen. Wenn man jetzt berücksichtigt, dass die beiden Wirkstoffe Thujon und Kampfer ja recht unterschiedlich in ihrer Wirkung sind, so bedeutet dies konkret: Die mittelgroßen Blätter wirken aufgrund ihres überragenden Thujonanteils vor allem antibiotisch, während die großen, ausgewachsenen Blätter aufgrund ihres hohen Kampferanteils eher für Zubereitungen taugen, die für die schmerzstillende Behandlung von Entzündungen und stumpfen Verletzungen vorgesehen sind. In jedem Fall sollten die Blätter aber nicht zu jung sein.

Salbei richtig trocknen

Beim Trocknen verliert der Salbei bis zu 80 Prozent Wasser. Dementsprechend hoch konzentriert sind natürlich die Wirkstoffe, die man dann im Trockensalbei vor sich hat.

Wenn Salbei medizinisch zum Einsatz kommen soll, wird er meistens getrocknet oder aber direkt zu Tinktur oder Öl verarbeitet. Frische Salbeiblätter kommen hingegen als Heilmittel nur selten zum Einsatz, beispielsweise dadurch, dass man mit ihnen einen Insektenstich oder eine akute Zahnfleischentzündung abreibt.
Die gesammelten Blätter werden im Korb (keinesfalls in Plastiktüten!) nach Hause gebracht und dort an einem luftigen und schattigen Ort zum Trocknen ausgelegt; ideal sind Tabletts oder größere Lagen aus Papier. Wer größere Mengen trocknen will, sollte sich mehrlagige Trockengestelle aus Holz bauen.
Die Blätter des Salbeis sind mit ihrer leicht filzigen Oberfläche und der silbergrauen Farbe mit einem hervorragenden Verdunstungsschutz gegen die brennende Sonne und Trockenheit an ihrem Heimatstandort ausgestattet. Dieser Schutz erschwert aber auch den Trocknungsprozess. Die Blätter dürfen deshalb nur einlagig ausgebreitet und müssen häufig gewendet werden. Das nimmt sehr viel Platz ein – sammeln Sie deshalb nie mehr Salbei ein, als Sie sofort verarbeiten können.

Optimal – Schatten und viel Luft

Trocknen Sie die Salbeiblätter keinesfalls in der Sonne! Wissenschaftliche Untersuchungen konnten zeigen, dass beim Trocknen im Sonnenlicht bis zu 25 Prozent der wichtigen ätherischen Öle verloren gehen. Wissenschaftler haben außerdem herausgefunden, wie genau die optimalen Trockenbedingungen für Salbei aussehen:

- Vertikal strömende Zugluft von 50 °C mit einer Strömungsgeschwindigkeit von 0,2 Meter pro Sekunde
- Eine absolute Luftfeuchte von 0,9 Prozent

Diese Werte können Sie zu Hause niemals 100-prozentig erreichen, da haben selbst einige industrielle Phytohersteller ihre Probleme. Doch wer seinen Salbei im Sommer auf dem Dachboden bei offenem Fenster auslegt, ist durchaus auf dem richtigen Weg.

Die Haltbarkeit der Kräuterprodukte

Getrocknete Salbeiblätter halten sich etwa eineinhalb Jahre lang und gehören auf den Kompostmüll, wenn sie kaum noch riechen, nur noch wenig Farbe zeigen und schon bei kleinsten mechanischen Belastungen zerbröseln. Die Haltbarkeit und Wirksamkeit der Inhaltsstoffe wird stark von der richtigen Lagerung (siehe Kasten) beeinflusst. Wichtig ist auch, auf der Verpackung das jeweilige Erntedatum der Salbeiblätter bzw. das Datum der Weiterverarbeitung zu Tinkturen, Ölen, Cremes oder Salben zu notieren. Salbeitinktur hält sich höchstens zwei Jahre lang. Die Haltbarkeit der Cremes, Gels und Salben hängt davon ab, mit welcher Basis- bzw. Streichmasse sie hergestellt wurden. Sie halten jedoch in der Regel nicht länger als ein Jahr.
Für die Haltbarkeit der Salbeizubereitungen ist die einwandfreie Hygiene aller verwendeten Gerätschaften unerlässlich. Töpfe und Schüsseln, Löffel, Aufbewahrungsfläschchen und -döschen sollten sehr gründlich heiß gespült und abgetrocknet werden. Fettige Zubereitungen wie z. B. Salben hebt man am besten im Kühlschrank auf.

Wenn Sie mehrere Heilpflanzen sammeln wollen, müssen Sie die Vorratsgefäße sorgfältig beschriften. Wenn ein Behälter leer ist, sollte er wieder mit demselben Kraut nachgefüllt werden, sonst kann es zu Geschmacksverfälschungen kommen. Dies gilt in besonderem Maß für den aromatischen Salbei.

Die richtige Aufbewahrung

- Tinkturen und Öle aus frischen Salbeiblättern werden in lichtundurchlässigen Glasfläschchen aufbewahrt, die zur besseren Dosierung einen Tröpfchenzählaufsatz haben sollten.
- Salbeicremes deponieren Sie am besten in ausgedienten Cremetöpfchen aus Ihrem Kosmetikschrank.
- Die getrockneten Salbeiblätter kommen in Papiertüten, Blechdosen oder in Holz- bzw. Glasgefäße, die in trockenen und lichtgeschützten Regalen stehen sollten.
- Plastikbehälter sind für die Aufbewahrung ungeeignet, da sie mitunter geschmacksverfälschende Chemikalien an das Kraut abgeben.
- Eine sehr gute Alternative zum Aufbewahren sind Jutesäckchen, die man beispielsweise an Dachbalken frei herunterhängen lassen kann. Auf diese Weise wird das Kraut gut belüftet, und Blätter, die nicht 100-prozentig getrocknet wurden, können noch ein wenig »nachdörren«.
- Kellerräume sind zu luftfeucht, um Kräuter dort aufzubewahren.

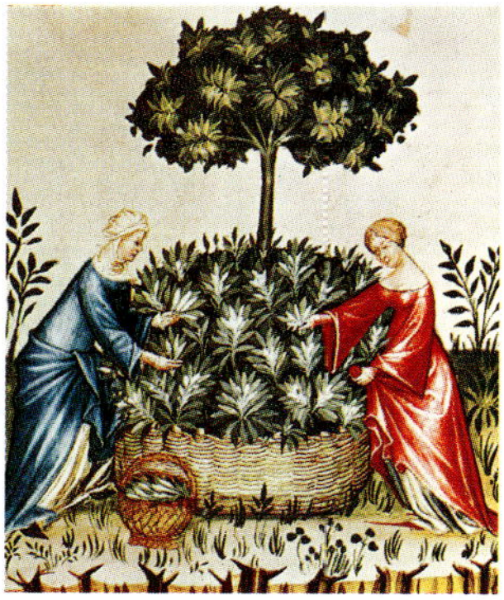

Auch im Mittelalter baute man Salbei zu Heilzwecken an.

Sagenumwoben und traditionsverwurzelt

Ein Kraut im Spiegel der Geschichte

Der Gartensalbei zählt zu den schillerndsten Heilpflanzen der Medizingeschichte überhaupt. Er wurde zur Empfängnisverhütung genauso eingesetzt wie zur Therapie von Unfruchtbarkeit, er sollte gegen den Liebeszauber von Hexen helfen, andererseits aber auch Einbrechern Eintritt in fremde Häuser verschaffen können. Vieles von dem, was über den Salbei erzählt wurde, ist einfach nur Legende. Doch auch diese Legenden gehören dazu, wenn man etwas von dem Wesen einer Heilpflanze erfahren will.

Der Muskatellersalbei hat demgegenüber eine eher unauffällige Geschichte. Dies liegt vor allem daran, dass er medizinisch außer in Zypern und Israel nur selten zum Einsatz kam. Hier in Deutschland kam er sogar zu einem recht fragwürdigen Ruf, weil nämlich hiesige Weinbauern ihn einige Jahre lang dazu verwendeten, ihren Wein zum »echten« Muskateller zu panschen.

Unter allen Salbeiarten hat der Gartensalbei Salvia officinalis als Gewürz- und Heilpflanze die größte Bedeutung, gefolgt vom Muskatellersalbei, der vor allem in der Aromatherapie Anwendung findet. Der bei uns wild wachsende Wiesensalbei Salvia pratensis spielt dagegen weder in der Medizin noch in der Küche eine Rolle.

Vom Königssalbei zum Tugendkraut

Als uraltes Heil- und Würzkraut kam der Gartensalbei natürlich im Laufe seiner Geschichte zu einer ganzen Reihe von Namen.

- So wird er heute noch Königssalbei oder Edler Salbei genannt, womit sicherlich auch der Respekt vor seinem medizinischen Wert zum Ausdruck kommen soll.
- Der Begriff »Dalmatinischer Salbei« verweist auf das heutige Hauptanbaugebiet des Salbeis.
- Veraltet sind hingegen Namen wie Salser, Salfat, Silb, Sabi-Kraut, Scharli, Scharlachkraut, Salverer und Salbine.

- Auch den Namen »Tugendsalbe« hört man heute nur noch selten, er muss wohl eher als ein Relikt aus jenen Zeiten verstanden werden, als man das Kraut zur Abtreibung einsetzte, um damit der Frau die »Schande« eines unehelichen Kindes zu ersparen.
- Rauchsalbei – aus jenen Zeiten, als das Kraut noch im Ofen verbrannt wurde, um die Zimmer Schwerkranker zu desinfizieren – ist als Bezeichnung auch kaum noch gebräuchlich.
- Bei den Zweitnamen des Muskatellersalbeis dominieren eindeutig die Hinweise auf sein Muskataroma: Muskatellerkraut, Muskatsalbei.
- Der Name »Scharlei« ist hingegen fast ganz aus der Mode gekommen.

Die Ärzte der Antike hatten Recht: Salbei in höherer Dosierung kann tatsächlich wehenartige Krämpfe auslösen und so eine bestehende Schwangerschaft gefährden. Werdende Mütter sollten deshalb auf diese Heilpflanze verzichten.

Salbeianwendungen früher und heute

In der Antike – Arznei gegen Frauenleiden

Bereits im alten Ägypten gab man unfruchtbaren Frauen Salbeisaft zu trinken, damit sie Kinder bekämen. Der griechische Arzt Hippokrates (460–370 v. Chr.) verwendete das würzige Kraut als »Uterusmittel«, um Frauen bei der Monatsregel zu helfen. Seine beiden Kollegen Plinius (23–79 n. Chr.) und Dioskurides (1. Jahrhundert n. Chr.) verordneten es als blutstillendes, harntreibendes und menstruationsförderndes Medikament. Und damit begegneten sie entschieden dem durch die Römer einsetzenden Trend, den Salbei zur ausschließlichen Verwendung als Gewürz in die Küche zu verbannen.
Vor allem für Dioskurides stand fest: Salbei gehört nicht den Köchen, sondern den Ärzten. Allerdings setzte er das Kraut auch zur Abtreibung ein und war dadurch mitschuldig daran, dass der Salbei allmählich den Ruf eines Hexenkrauts bekam.

Im Mittelalter – Krötenschreck und Pestabwehr

Mit den römischen Soldaten gelangte der Gartensalbei schließlich nach Mitteleuropa, um sich dort in den Bauerngärten schon bald zu einer festen Größe zu etablieren. So wurde er beispielsweise zur Gar-

tenraute gepflanzt, um diese damals sehr wertvolle Pflanze vor dem Fraß der Kröten zu schützen. Medizinisch wurde er zur Behandlung von Fallsucht (Epilepsie), Lethargie und Pest eingesetzt.
Klar, dass dem Salbei schon bald ein fulminanter Ruf vorauseilte. Walafrid Strabo, ein Abt aus dem 9. Jahrhundert, feierte ihn als die »Mutter aller Kräuter«. Und ein lateinischer Spruch hieß:
»Contra vim mortis crescit salvia in hortis.
Cur moriatur homo cui salvia crescit in hortis?«
Übersetzt heißt dies: »Gegen des Todes Gewalt Salbei in den Gärten wächst. Warum sollte der Mensch sterben, für den Salbei in den Gärten wächst?« So groß war der Glaube an die Heilkraft der Pflanze.
Der Salbei kam natürlich auch ins berühmte Capitulare Karls des Großen, in dem festgelegt wurde, welche Kräuter in seinem Land unbedingt angepflanzt werden sollten.

Als Heilpflanze ist Salbei schon lange bekannt. Im Althochdeutschen wurde er Salveia genannt, abgeleitet von den lateinischen Wörtern »salvere« (= sich wohl fühlen) und »salvus« (= heil, wohlbehalten). Daraus entwickelte sich das spätere Wort »Salbei«.

Von der heiligen Hildegard bis zu Albertus Magnus

Auch anerkannte Heilkräuterexperten der damaligen Zeit verehrten den Salbei. Die heilige Hildegard von Bingen (1098–1179) schätzte ihn als wirksames Mittel gegen Koliken, und mit dieser Indikation traf sie bereits eine jener Wirkungen des Salbeis, die auch heute von Wissenschaftlern bestätigt werden. Albertus Magnus (1193–1280) baute im Dominikanerkloster zu Köln das erste Gewächshaus, in dem er auch den Salbei anpflanzte. Er schrieb: »Der Salbei heißt mit anderem Namen Ambrosia der Götter, deshalb, weil die Götter – so berichten es die Fabeln – unsterblich wurden, als sie Salbei aßen.«
Der Ruf des Salbeis sollte auch zum Übergang in die Renaissance nicht verblassen. Im Gegenteil: Hieronymus Bock (1498–1554) empfahl ihn in seinem »Kraeuterbuch« als Blutreinigungsmittel, bei Nachtschweiß, Erkältungen und zur Stärkung der Nerven. Dabei dachte der Kräuterexperte auch an die armen Leute, die nicht genug Geld hatten, um teure Arzneien kaufen zu können:
»Ist ein sonderlich wurtz denen, die nit gen Frankfurt und Venedig zu faren (wie die reichen Kaufleute), von denen es billich in gärten als die edelste Deutsch wurtz geplanzt soll werden.«

Den ärztlichen Ritterschlag erhielt der Salbei im Jahre 1688. Denn hier verfasste ein Kräuterexperte namens Christoph Paulini ein Werk, das sich ausschließlich mit dem Salbei befasste – es hatte den Umfang von stolzen 414 Seiten.

Früher wurde dem Salbei auch eine desinfizierende Wirkung nachgesagt. So wurden die Zimmer, in denen Schwerkranke lagen, ausgeräuchert, indem man Salbeiblätter auf die Heizkohle legte und sie verbrannte.

Salbei in der Volksmedizin

Auch in der Volksmedizin und der Erfahrungsheilkunde hatte Salbei ein breites Anwendungsfeld.

▶ Die Indianer verwendeten ihn als Verhütungsmittel, wobei sie allerdings wohl eine der amerikanischen Salbeiarten dazu heranzogen und nicht den hiesigen Salvia officinalis.

▶ In der Schweiz war es Brauch, Salbeisträußlein mit in die Kirche zu nehmen. Altweiberschmeckele nannte man dieses Würzsträußlein. Es sollte die alten Frauen am Einschlafen hindern, wenn der Pastor zu lange predigte. Möglich, dass dieser Trick aufgrund der aufmunternden Salbeiöle sogar funktionierte.

▶ Hierzulande wurde und wird er gegen zu starken Milchfluss bei stillenden Müttern angewendet, eine Indikation, die auch heute von vielen Naturärzten geteilt wird.

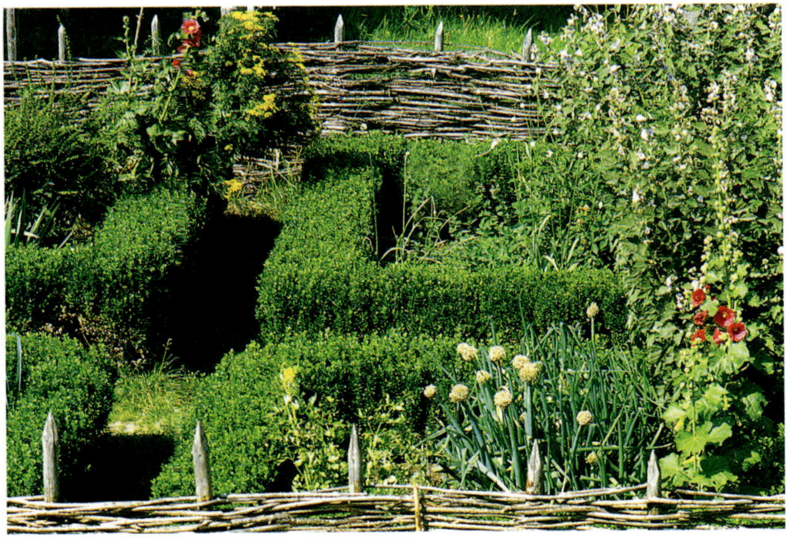

Salbei ist ein wichtiges Heilkraut im Gesundheitsgarten der heiligen Hildegard. Sie schätzte besonders seine reinigenden Kräfte: »Roh als auch gekocht gegessen ist Salbei gut für alle, die von schädlichen Säften geplagt werden.«

Zahnputzmittel aus dem Garten

Die klassische Anwendung in der Volksmedizin ist beim Gartensalbei jedoch die Zahnpflege. Bis weit ins 19. Jahrhundert hinein war es üblich, die Zähne mit frischen oder getrockneten Salbeiblättern zu reinigen. So berichtete Pfarrer Sebastian Kneipp (1821–1897), dass er oft durch sein Fenster beobachten konnte, wie Vorbeigehende ein Salbeiblatt aus seinem Garten zupften, um sich damit die Zähne zu putzen.
Weniger Zustimmung findet hingegen sicherlich jene volksmedizinische Anwendung, wonach Salbei zusammen mit Rosmarin und Sadebaum gegen die »Trägheit und Blödheit der Frau« helfen solle. Bis heute ist nicht geklärt, wie es zu dieser zweifelhaften Einschätzung kam.
Der Muskatellersalbei wird volksmedizinisch fast nur in Zypern und Israel angewendet, vor allem bei Diabetes mellitus, Lungenbeschwerden, Herzerkrankungen, Erkältungen, Nervosität und Darmerkrankungen. Hierzulande konnte er in der Volksmedizin und auch in der Heilpflanzenkunde niemals ernsthaft aus dem Schatten des Königssalbeis Salvia officinalis treten.

In einigen Gebieten Englands war es lange Zeit üblich, die Gräber mit Salbei zu bepflanzen. Er sollte den Toten helfen, vor den Schöpfer zu treten.

Mystische und esoterische Bedeutung

Dem Gartensalbei haftete schon immer viel Mystisches an, er galt noch weit bis ins 19. Jahrhundert hinein als ein typisches Hexenkraut – möglicherweise aufgrund seines intensiven Aromas. So sollte er nach italienischem Volksglauben im Garten nur dann gedeihen, wenn im Haus die Frau das Sagen hätte.
Diese Einschätzung schwappte schließlich auch nach England, während man in Frankreich davon ausging, dass Salbei Liebeskummer lindern könne. Jedenfalls glaubte man, dass der Duft des Salbeis besonders schüchternen Menschen helfen könne, stets die richtigen Worte zu finden. In deutschen Sagen galt er als Zaubermittel, mit dem Diebe sich Zutritt in fremde Häuser verschafften. Angeblich sollte der Salbei Schlösser knacken können – ein Gleichnis, in dem jedoch auch eine kräftige Portion sexueller Symbolik verborgen liegt.

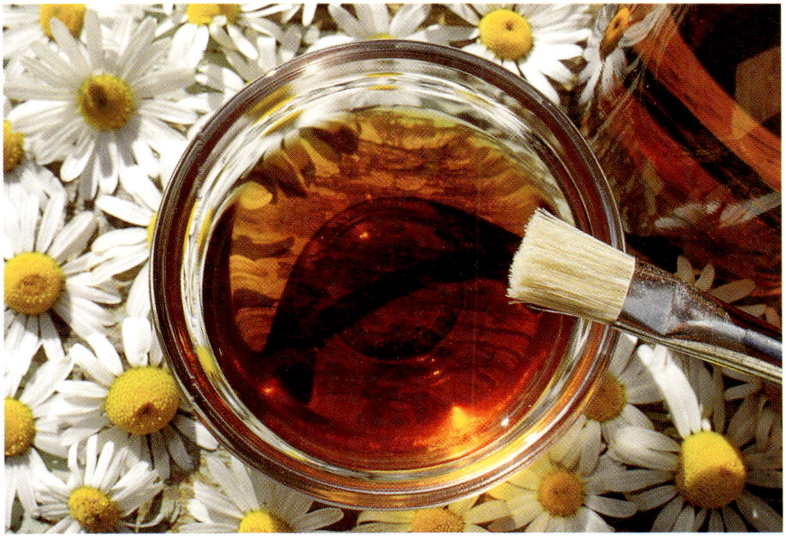

Esoterisch betrachtet, ist die Kamille dem Mond zugeordnet. Sie hat eine starke weibliche Energie und symbolisiert das Sanfte, Heilende, Mütterliche. Ihr Element ist das Wasser, das für Gefühlsbetontheit steht.

Die Signaturenlehre deutet Farbe und Form

Schon in früheren Zeiten pflegten Heilsgelehrte die so genannte Signaturenlehre heranzuziehen, wenn sie etwas über die Wirkungen einer Heilpflanze in Erfahrung bringen wollten. Gemäß dieser Lehre könne man der Pflanze bereits am äußeren Erscheinungsbild ansehen, welche Krankheiten sie zu heilen imstande sei. Demzufolge zeigt das eiterartige Gelb der Kamille bereits an, dass sie besonders gut gegen Entzündungen hilft, und das Johanniskraut mit seinem knallroten Öl gibt damit deutliche Hinweise, dass es bei blutigen Verletzungen angezeigt ist. Und wie verhält es sich mit dem Salbei?

Ein altes französisches Sprichwort lautet: »Salbei hilft den Nerven, und durch seine große Macht heilt er Gelähmte und schlägt Fieber in die Flucht.«

Salbei – das Kraut für Zunge und Stimme

Die Blätter des Salbeis sind verschwommen graugrün, sie wirken wie belegt, sind etwas runzelig und sehen wie Waschlederlappen aus. Gemäß der Signaturenlehre müsste also der Salbei nicht nur unsere Haut zu widerstandsfähigem Leder machen, sondern uns auch bei belegter Stimme helfen.

Und beide Vermutungen treffen sich in der Tat mit ärztlichen und klinischen Beobachtungen. Sie bestätigen, dass der Salbei aufgrund seiner Gerbstoffe vor allem unsere Schleimhäute robuster macht, und spätestens seit den berühmten Salbeibonbons weiß auch jedes Kind, dass er bei Heiserkeit und ramponierter Stimme hilft.
Auch die Form des Salbeiblattes spricht Bände. Mit seiner länglich-lanzettlichen Form und seinem merkwürdigen Filzbelag erinnert es an eine Zunge – und tatsächlich wirkt Salbei gegen Infekte des Mundraums, die eine belegte Zunge hervorrufen.

Die phytoesoterische Signaturenlehre hat keine wissenschaftliche Grundlage – als ganzheitlich-spekulatives System will sie diese auch gar nicht haben. Es ist jedoch mitunter frappierend, wie ihre Thesen oft mit den Erkenntnissen der modernen Wissenschaften übereinstimmen.

Jede Pflanze hat ihren »Charakter«

Die Signaturenlehre wurde in den letzten Jahren in Richtung Esoterik erweitert. Demzufolge lässt sich das Heilwesen einer Pflanze nicht nur von ihrem Aussehen ableiten, sondern auch von ihrem »Charakter«. Mit Charakter bezeichnen die Phytoesoteriker das Extrakt aller Wesensmerkmale einer Pflanze, zu denen neben dem Aussehen auch ihre Wachstumsgeschwindigkeit, ihr Standort und ihre Symbolik gehören. Nach dieser Theorie hat etwa die Kamille mit ihren warmen Farbtönen und Aromen sowie ihren ungestümen Blättern den Charakter von mütterlicher Freundlichkeit und nervöser Hysterie, und sie hilft eben gerade jenen Menschen, bei denen diese Aspekte – sei es als Defizit oder als ein Übermaß – ein Problem darstellen.
Demgegenüber besitzt das sonnenliebende Johanniskraut mit seinen festen Blättern ein Wesen, das sich gerne im Rampenlicht sonnt und das Leben liebt. Klar, dass es deswegen jenen Menschen hilft, deren dunkle Seele unbedingt etwas Licht und Lebensfreude braucht. Und wie verhält es sich nach dieser Lehre mit dem Salbei?

Das Kraut des kühlen Harmoniesuchenden

Die Blüten des Salbeis zeigen sich in der Regel in violetten Farbtönen. Gemäß der Farbenlehre sind dies die Farben, die für die Harmonieliebe zuständig sind. Es fehlt ihnen jedoch der warme Orangeton. Der Farbcharakter der Salbeiblüten ist also eher kühl.

Dies bedeutet: Salbei ist die passende Pflanze für Menschen, die zwar nach Harmonie suchen, dabei aber nicht zu viele Gefühle investieren wollen. Im Leben klappt dies freilich eher selten, weswegen denn der Salbei nur selten die Harmonie findet – dazu passt auch das Aroma der Pflanze, das herb nach Kampfer, aber auch gleichzeitig süßsauer nach Zitronenbonbons riecht.

Die Stärken des Salbeityps sind gleichzeitig seine Schwächen. Er lässt oft zu viel über sich ergehen und bleibt auch dort gelassen, wo es vielleicht doch einmal notwendig wäre, auf den Tisch zu hauen und sich durchzusetzen.

Zu welcher Persönlichkeit Salbei am besten passt

Insofern die Blätter einer Pflanze zeigen, wie sie sich nach außen entfaltet und wie sie spricht, lässt sich für die Salbeipersönlichkeit folgern, dass sie oft eine belegte Stimme hat, etwas verschwommen und gebrochen spricht und aufgrund ihrer oben bereits erwähnten Harmonieliebe selten deutlich wird. Der Salbeimensch bleibt lieber unverbindlich, er lässt sich nicht gerne festnageln. Gemäß der esoterischen Signaturenlehre passt der Salbei am besten zu Menschen, die bei ihrer ständigen Suche nach Harmonie oft erfolglos bleiben, weil sie zu wenig Gefühle investieren.
Fazit: Zu den Stärken der Salbeipersönlichkeit gehörten ihre Duldsamkeit und ihr großzügiger Gleichmut.

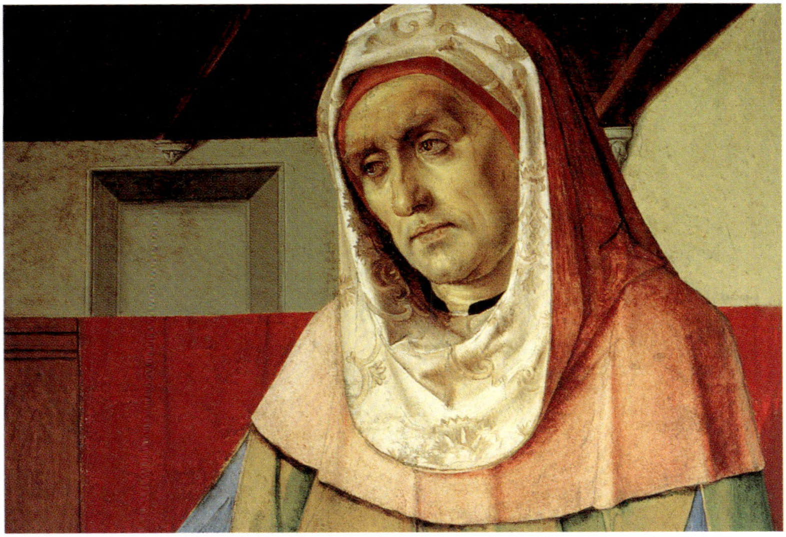

Folgt man der Signaturenlehre, entsprechen die Anhänger des Stoizismus wie der Philosoph und Dichter Seneca wegen ihrer Unerschütterlichkeit, ihrem Gleichmut und ihrer Vernunft dem Wesen des Salbeis par excellence.

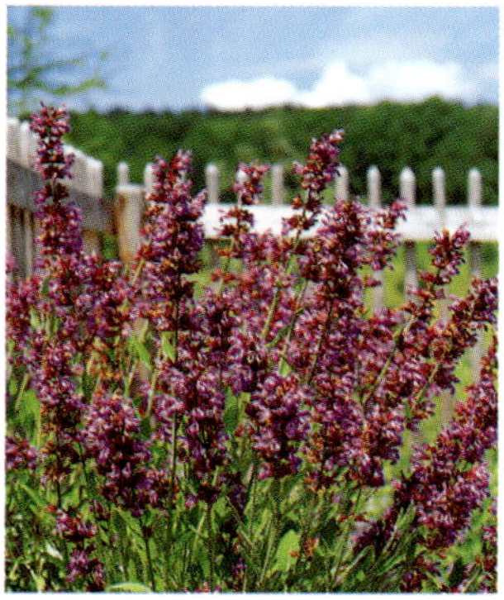

Der Gartensalbei kann eine Menge für unsere Gesundheit tun.

Die verborgenen Kräfte des Salbeistrauchs

Ein vielseitiges Wirkstoffpotenzial

Der Salbei ist bestens ausgerüstet mit Substanzen, die in anderen Heilpflanzen die Hauptwirkstoffe ausmachen. Dadurch hat er von allem etwas: Die Eigenschaften von Teebaumöl, Rosmarin, Eukalyptus, Kampfer, Thuja und Wermut – allesamt anerkannte Arzneimittel der Heilpflanzenkunde – verbinden sich bei ihm in einer einmaligen Mischung, und sie werden noch durch typische Salbeiwirkstoffe ergänzt. In dieser Vielfalt liegt ohne Zweifel der besondere Reiz des Salbeis.

Drei Arten werden für Heilzwecke verwendet

Salvia officinalis, der Gartensalbei, spielt unter allen Salbeiarten medizinisch die größte Rolle. Der Muskatellersalbei wird hingegen aufgrund seines intensiven Aromas vorwiegend in der Parfümindustrie eingesetzt, er hat aber auch in der Aromatherapie seinen Platz. Der Rotwurzelsalbei zählt zu den Heilkräutern der chinesischen Medizin.

Für das Verständnis einer Heilpflanze wie Salbei reicht es nicht aus, ihr Wirkstoffprofil zu analysieren. Denn die wissenschaftlichen Methoden stoßen hier an unüberwindbare Grenzen. Wer wissen will, wie Salbei helfen kann, muss auf die Erfahrungsberichte früherer Ärzte und Kräuterheiler zurückgreifen. Unter allen Salbeiarten dominiert als Arzneimittel der Gartensalbei Salvia officinalis. Es gibt wohl noch den dreilappigen Salvia triloba, der an sein Wirkstoffprofil herankommt und mitunter auch in die Verpackungen von Salvia officinalis untergemischt wird (was nicht erlaubt ist!), doch er konnte sich in der Phytotherapie nicht durchsetzen und wird daher in diesem Ratgeber auch nicht berücksichtigt.

Anders verhält es sich mit Salvia sclarea, dem Muskatellersalbei, und Salvia miltiorrhiza, dem Rotwurzelsalbei. Sie konnten sich einen eigenen Standort in der Heilkunde aufbauen, der eine in der Aromatherapie, der andere in der chinesischen Medizin. Sie werden daher am Ende dieses Kapitels gesondert in ihren Wirkungen beschrieben.

Die ganze Pflanze wirkt

Auch wenn wohl mittlerweile die meisten Wirkstoffe des Salbeis bekannt sind, wäre es dennoch ein Fehler, einfach die Effekte dieser Substanzen zusammenzuziehen und sie zum kompletten Wirkungsspektrum der Pflanze zu erklären.

Denn die einzelnen Wirkstoffe stehen zueinander in einer Wechselbeziehung, die wissenschaftlich bis heute nicht annähernd erklärt werden kann. Nicht zu vergessen schließlich, dass auch die Symbole und Farben sowie auch der Geschmack zum Heileffekt einer Pflanze beitragen. Mit anderen Worten: Der Salbei bildet weit mehr als die Summe von bestimmten Wirkstoffen, die sich in ihm befinden. Seine Heilkraft entspringt vielmehr der ganzen Pflanze – und der Art und Weise, wie sie zubereitet wird.

Bei Garten- und Muskatellersalbei werden die Blätter geerntet. Lediglich beim chinesischen Rotwurzelsalbei gräbt man die Wurzeln aus dem Boden aus. Er lässt sich bei uns jedoch nur schwer kultivieren. Besorgen Sie sich daher seine getrockneten Wurzeln aus der Apotheke oder dem Reformhaus.

Vitamine und Mineralien

Wenn der Salbei als Tee, Extrakt oder Öl zum Einsatz kommt, spielt er als Vitamin- und Mineralienversorger keine Rolle. Der Grund: Vor allem Vitamine sind sehr empfindlich gegenüber Hitze, sie gehen dadurch beispielsweise beim Teeaufguss in starkem Maß verloren. Darüber hinaus verzehren wir von Trockensalbei, Extrakten und anderen konzentrierten Zubereitungsformen zu geringe Mengen, als dass der Salbei in dieser Form als Vitamin- und Mineralienversorger von Bedeutung sein könnte.

Ganz anders verhält es sich jedoch mit ihm, wenn er frisch verzehrt wird. Dann enthält er eine ganze Menge wichtiger Mineralstoffe.

Thiamin

100 Gramm Salbei enthalten 0,11 Milligramm Thiamin. Das Vitamin B1 wird für den Kohlenhydratstoffwechsel sowie für die Arbeit von Nerven, Darm und Herzmuskeln benötigt. Der Tagesbedarf liegt bei 1,4 Milligramm, er kann aber bei Heranwachsenden und Senioren

deutlich höher sein. Auch Frauen, die per Antibabypille verhüten, benötigen höhere Thiamindosierungen. Thiaminmangel äußert sich in Form von Herzfunktionsstörungen, emotionaler Labilität, Müdigkeit, Konzentrationsschwäche und Nervenentzündungen.

Niazin

Salbei enthält auf 100 Gramm etwa 1,2 Milligramm Niazin. Das B-Vitamin wird für die Zellatmung, den Eiweißstoffwechsel, die Gehirnfunktionen und den Hautschutz benötigt. Der Tagesbedarf liegt bei 18 Milligramm. Niazinmangel führt zu Haut- und Schleimhautveränderungen sowie zu nervösen Störungen und Schwindel.

Vegetarier müssen verstärkt darauf achten, dass ihre Nahrung genügend Kalzium enthält. Gerade für sie kann daher der Salbei als Zutat beispielsweise zu Suppen und Salaten sehr wichtig sein.

Kalzium

Mit einem Wert von 600 Milligramm auf 100 Gramm gehört der Salbei in die Spitzengruppe der kalziumreichen Gewürze; lediglich Thymian liegt mit 630 Milligramm noch über ihm. Das Mineral wird für den Aufbau von Knochen und Zähnen benötigt sowie für die Arbeit der Muskeln, die Blutgerinnung und die Weiterleitung von Nervenimpulsen. Der Tagesbedarf liegt bei 800 Milligramm – dies bedeutet, dass bereits 120 Milligramm frischer Salbei die tägliche Kalziumration decken können. Kalziummangel fördert Erkrankungen wie Osteoporose, Blutgerinnungsstörungen und Parodontose. Man sieht also, dass es auch für die Kalziumbilanz sehr sinnvoll war, dass man sich früher mit frischen Salbeiblättern die Zähne putzte.

Magnesium

100 Gramm Salbei enthalten 160 bis 200 Milligramm Magnesium. Das Mineral wird für Knochenbildung, Energieübertragung, Zellatmung, Reizleitung zwischen Nerven und Muskeln sowie für die Aktivierung zahlreicher Enzyme benötigt. Der Tagesbedarf liegt bei 500 Milligramm. Magnesiummangel führt zu Herzfunktionsstörungen und Muskelkrämpfen, er fördert auch den Ausbruch von Allergien.

Eisen

Salbei reichert offensichtlich Eisen an, sein Wert liegt je nach Bodenbeschaffenheit zwischen fünf und acht Milligramm auf 100 Gramm. Das Metall wird vor allem für den Aufbau unseres roten Blutfarbstoffs benötigt. Der Tagesbedarf liegt zwischen 12 und 18 Milligramm, während der Schwangerschaft und starker Regelblutungen ist er höher. Eisenmangel führt zu Blutarmut, Erschöpfung, Hautveränderungen und Haarausfall. Das Eisen aus dem Salbei wird aufgrund des hohen Zinkanteils in der Pflanze besonders gut verwertet.

Salbei macht Fleisch haltbarer und verbessert seine Verdaulichkeit. Als frisches Blatt dem Essen zugegeben, gibt er vielen Gerichten den letzten Pfiff und verleiht ihnen ein südländisches Aroma.

Salbei als Energielieferant

Wer reichlich mit Salbei würzt oder konserviert, sorgt damit grundsätzlich für eine medizinische Aufwertung seiner Speisen. Als Diätgewürz für die Gewichtsabnahme ist er ebenfalls gut geeignet, weil seine Bitterstoffe unsere Verdauung mobilisieren. Kalorienarm ist Salbei hingegen nicht. Mit 120 Kilokalorien auf 100 Gramm schlägt er andere Gewürze um Längen, was den Energiegehalt angeht. Mit seinem Kalorienwert übertrifft der Salbei auch fast alle Obst- und Gemüsearten und sogar einige Käsesorten. Allerdings muss man dabei bedenken, dass 100 Gramm Salbei einen für viele Mahlzeiten ausreichenden Berg von Kräutern darstellen!
Fazit: Salbei ist ein außerordentlich dichter Energieträger mit vielen Kalorien. Dadurch stellt er eine echte Bereicherung der vegetarischen Küche dar, die ja oft vor dem Problem steht, nicht ausreichend mit Energie versorgen zu können. Zusammen mit Fleisch bildet Salbei jedoch eine nicht zu unterschätzende Kalorienbombe.

Kaloriengehalt von 100 Gramm Frischkräutern

- **Salbei** 120 Kilokalorien
- **Oregano** 56 Kilokalorien
- **Zitronenmelisse** 45 Kilokalorien
- **Petersilie** 42 Kilokalorien
- **Gartenkresse** 36 Kilokalorien
- **Schnittlauch** 22 Kilokalorien

Die ätherischen Öle

Die ätherischen Öle bilden die Hauptwirkstoffgruppe des Salbeis. Die wichtigsten Öle des Salbeis sind Thujon, Kampfer und Cineol.

Thujon gegen Entzündungen und Schmerzen

Dieses Öl findet man auch in anderen Heilpflanzen wie Wermut (Artemisia absinthum), Rainfarn (Chrysanthemum vulgare), Sadebaum (Juniperus sabina) und Lebensbaum (Thuja occidentalis). Es besitzt starke antibiotische Eigenschaften, besonders in Bezug auf Viren. Darüber hinaus wirkt es entzündungs- und schmerzhemmend.
In hohen Dosierungen ist Thujon giftig: Das Herz beginnt zu rasen, die Körpertemperatur steigt, und es kommt zu Schwindel, Erbrechen und Krämpfen. Diese Wirkungen haben auch dazu geführt, dass stets davon abgeraten wurde, Salbeizubereitungen über einen längeren Zeitraum als zwei Wochen einzunehmen. Tatsache ist jedoch, dass die Heilpflanze als Ganzes selbst in höheren Dosierungen kaum ein Nebenwirkungsrisiko besitzt; dasselbe gilt auch für ihre Extrakte. Offenbar können die toxischen Effekte des Thujons durch die anderen Wirkstoffe des Salbeis wirksam gepuffert werden.

Der Salbeiwirkstoff Kampfer verdankt seinen Namen dem Kampferbaum. Aus dessen Holz gewinnt man das – vor allem äußerlichen Rheumamitteln zugesetzte – Kampferöl mittels so genannter Wasserdampfdestillation.

Kampfer zur Anregung

Wie das Thujon kommt auch der Kampfer noch in anderen Heilpflanzen vor. Seinen Namen verdankt das Öl dem Kampferbaum (Cinnamomum camphora), wo es den Hauptwirkstoff bildet.
Kampfer wirkt in äußerlicher Anwendung hautreizend, durchblutungsfördernd und schmerzlindernd. Kampferöl wird daher vielen Einreibungen und Badezusätzen für die Behandlung von rheumatischen Erkrankungen zugesetzt.
Innerlich angewendet, wirkt es anregend auf Atmung und Kreislauf, wobei es allerdings in recht hohen Dosierungen zum Einsatz kommen muss. In sehr hoher Konzentration wirkt Kampfer als Gift, er führt

dann bei innerlicher Anwendung zu Krämpfen, bei äußerlicher Anwendung zu Hautreizungen. Mit Salbei sind jedoch problematische Kampferkonzentrationen praktisch nicht zu erreichen.

Cineol als natürliches Antiseptikum

Cineol findet man nicht nur im Salbei, sondern auch im Beifuß (Artemisia vulgaris) sowie in den Ölen von Eukalyptus (Eucalyptus globulus), Teebaum (Melaleuca alternifolia) und Rosmarin (Rosmarinus officinalis). Sein Zweitname »Eukalyptol« zeigt an, dass man es in isolierter Form vor allem aus dem Eukalyptusbaum gewinnt. Cineol wirkt antiseptisch und schleimverflüssigend, was die gute Wirksamkeit von cineolhaltigen Pflanzen bei Erkältungen und Husten erklärt. Äußerlich wirkt es leicht hautreizend und durchblutungsfördernd.

Der bittere Geschmack des Salbeis wird durch sein Salvin hervorgerufen. Dieser Stoff löst sich nur schlecht in Wasser, dafür aber umso besser in Alkohol. Deswegen schmecken alkoholische Salbeiauszüge so unendlich bitter.

Terpene und andere Biostoffe

Das Diterpen Salvin – wichtig für die Verdauung

Das wichtigste Diterpen ist das Salvin, von einigen Wissenschaftlern wird es auch Carnosolsäure genannt. Dieser Stoff ist hauptverantwortlich für den bitteren Geschmack des Salbeis. Salvin ist allerdings nur bedingt wasserlöslich, weswegen auch Teeaufgüsse mit Salbei nur wenig bitter schmecken. Anders verhält es sich jedoch, wenn Salbei mit Alkohol zur Tinktur extrahiert wird. Hier kommt das Salvin voll zum Tragen; Salbeitinkturen zählen daher zum bittersten, was die Heilpflanzenkunde zu bieten hat. Der bittere Geschmack regt den Appetit an, mobilisiert den Speichelfluss und die Verdauung.

Triterpene gegen Harnprobleme

Diese Wirkstoffe findet man sonst in großen Mengen in der Goldrute (Solidago virgaurea). Die Triterpene (vor allem Oleanol- und Ursolsäure) wirken stark harntreibend. Die Goldrute zählt zu den wirksamsten Naturheilmitteln bei Harnsteinen und entzündlichen Erkrankungen der Harnwege. Auch der Salbei wirkt harnableitend, er ist in dieser Wirkung jedoch der Goldrute unterlegen. Nichtsdestoweniger senkt regelmäßiger Salbeiverzehr, besonders in Form von Teeaufgüssen, das Risiko von Harnsteinen und Nierengrieß.

Flavonoide für das Immunsystem

Von den Flavonoiden sind in jüngster Zeit zahlreiche erstaunliche Wirkungen bekannt geworden. So wirken sie beispielsweise vorbeugend gegen Arteriosklerose und bestimmte Arten von Krebserkrankungen, außerdem modulieren sie das Immunsystem. Im Salbei beträgt der Flavonoidgehalt etwa 1,1 Prozent, und damit zählt er nicht zu den echten »Flavonoiddrogen«. Diese Wirkstoffe spielen also bei ihm lediglich eine sekundäre Rolle. Eine Ausnahme bildet jedoch sein Flavonoid Cirsimaritin. Von ihm sind antibiotische Wirkungen bekannt, und der Salbei enthält recht große Mengen dieses Stoffs.

Die Gerbstoffe des Salbeis wirken im Unterschied zu denen von Eichenrinde und Blutwurz eher sanft. Dies hat den Vorteil, dass man nicht damit rechnen muss, dass sich beim Genuss von Salbeitee die Mundschleimhäute unangenehm zusammenziehen.

Labiatengerbstoffe gegen Entzündungen

Gerbstoffe kennen wir auch aus vielen anderen Heilpflanzen wie etwa der Eichenrinde (Quercus rubur), der Blutwurz (Potentilla erecta) und dem grünen Tee (Camellia sinensis). Beim Salbei haben wir es jedoch mit einer Sondergruppe von Gerbstoffen zu tun, den so genannten Labiatengerbstoffen. Sie sind typisch für die Pflanzengattung der Lippenblütler (Labiaten), zu der ja der Salbei zählt.

Der wichtigste Salbeigerbstoff ist die Rosmarinsäure, die man auch im Rosmarin und in der Melisse findet. Sie sorgt dafür, dass sich uns beim Verzehr von Salbei die Mundschleimhäute zusammenziehen. Darüber hinaus wirkt sie entzündungshemmend und desinfizierend – Rosmarinsäure ist entscheidend an der wundheilenden Wirkung des Salbeis beteiligt. Die Gerbstoffe im Salbei entfalten auch ihre wohltuende Wirkung in Kosmetika (Rezepte siehe Seite 81ff.). Besonders die sensible oder zu Unreinheiten neigende Haut wird unempfindlicher gegen schädliche Umwelteinflüsse.

Ein Heilkraut gegen viele Krankheiten

Der Salbei wurde in seiner Geschichte schon für die unterschiedlichsten Probleme eingesetzt. Bei Frauenerkrankungen und Unfruchtbarkeit kam er ebenso zum Einsatz wie zur Empfängnisverhütung und als Uterusmittel. Darmerkrankungen und Husten standen ebenso auf seinem Programm wie Zahnfleischentzündungen und Nachtschweiß. Vieles davon konnte mittlerweile auch wissenschaftlich bestätigt werden

Der Grund für die Vielfalt des Salbeis liegt darin, dass er pharmakologisch in den unterschiedlichsten Stoffgruppen vertreten ist. Man findet in ihm ätherische Öle, wie sie typisch für das antibiotische Teebaumöl sind, andere Wirkstoffe kennt man sonst aus Rosmarin und Eukalyptus, und seine harntreibende Wirkung verdankt der Salbei so genannten Triterpenen, wie sie typisch für die Goldrute sind. Nicht zu vergessen schließlich, dass der Salbei auch über einen ureigenen Wirkstoff verfügt, der typisch für ihn ist, nämlich den Bitterstoff Salvin.

Übermäßiger Schweiß entsteht bei vielen Krankheiten. Zubereitungen aus Salbei können hier eine große Hilfe sein.

Die antihidrotische Wirkung

Die schweißhemmende Wirkung gehört zu den herausragenden Effekten des Gartensalbeis. Man machte sie sich früher noch mehr zunutze als heute. Noch in den zwanziger Jahren dieses Jahrhunderts wurden Tinkturen und Aufgüsse des Salbeis dazu verwendet, den Nachtschweiß von Tuberkulosekranken zu behandeln. Die damaligen Ärzte hatten große Erfolge mit dieser Behandlung.

Hier hilft Salbei gegen den Schweiß

- Hyperhidrosis (übermäßiges Schwitzen)
- Morbus Basedow
- Nervosität
- Neurasthenie (Nervenschwäche)
- Schweißfüße
- Übergewicht
- Wechseljahrebeschwerden

Wie Salbei die Schweißproduktion hemmt

Die Wirkstoffe des Salbeis – wahrscheinlich in erster Linie seine ätherischen Öle – normalisieren die Schweißdrüsenabsonderung und regulieren das zentrale Nervensystem, das für die Steuerung der Schweißdrüsen zuständig ist. Das bedeutet: Sie greifen gleichzeitig an den Produktionsstätten des Schweißes und an deren Steuerungszentrale an. Salbei ist sogar imstande, Schweißdrüsen in die Schranken zu weisen, die mit Hilfe von Pilocarpin in Aktion gesetzt wurden (Pilocarpin ist ein häufig verordnetes Mittel aus der Augenheilkunde zur Behandlung von grünem Star; es führt als unangenehme Nebenwirkung zu einer starken Schweißabsonderung).

Die antibiotische Kraft des Salbeis wurde in jüngerer Zeit leider oft vergessen. Als wirksamstes natürliches Antibiotikum wird in der Naturheilkunde derzeit Teebaumöl gehandelt. Ihm ist jedoch der Salbei in vielen Bereichen mindestens ebenbürtig, wenn nicht sogar überlegen.

Wirkt innerlich und äußerlich

Die antihidrotischen Wirkungen von Salvia officinalis sind durch mehrere Studien bestätigt. Die Schweißhemmung beträgt bis zu 52 Prozent. Die Wirkung setzt zwischen dem ersten und vierten Tag ein, nach neun Tagen lässt die Wirkung nach. Besonders hilfreich sind Extrakte, die aus frischem Kraut gewonnen wurden; Zubereitungen aus getrockneter Ware sind weniger effektiv.

Das Interessante am Salbei ist: Er hemmt die Schweißproduktion sowohl bei innerlicher als auch bei äußerlicher Anwendung. So können Fußbäder mit Salbei bei Schweißfüßen helfen, während bei übermäßigem Schwitzen infolge von Nervosität oder Übergewicht die Einnahme von Salbeitinktur zweckmäßig ist. In einigen Fällen können aber auch innerliche und äußerliche Anwendung kombiniert werden.

Ein natürliches Antibiotikum

Der Salbei wirkt antibiotisch gegen eine ganze Reihe von Parasiten. Ursprünglich wurde vermutet, dass dieser Effekt hauptsächlich auf seine ätherischen Öle zurückgeht. Dafür spricht die Beobachtung von Wissenschaftlern, dass die antibiotische Kraft von Salbei nachlässt, je mehr er an Ölen verloren hat. Andererseits werden Mikroorganismen wie Staphylococcus aureus, Escherichia coli und Shigella dysenteriae auch von Salbeizubereitungen ohne ätherische Öle nahezu vollständig vernichtet. Hier wird die antibiotische Wirkung wohl von Carnosolsäure bzw. Salvin erzielt. Von dieser Substanz ist bekannt, dass sie in die RNS (Ribonukleinsäure)-Synthese von Bakterien eingreift und deren Regeneration und Vermehrung blockiert.

Salbei ist ein wirksames natürliches Antibiotikum. Nichtsdestoweniger darf aus der Tatsache, dass er beispielsweise Tuberkulosebakterien abtötet, nicht geschlossen werden, dass es ausreicht, diese schwere Erkrankung ausschließlich mit Salbei zu behandeln.

Auch der Tee ist keimhemmend

Die Pharmaindustrie setzt daher Carnosolsäure vereinzelt ihren Salbeipräparaten zu, um deren antibiotische Kraft zu verstärken. Schließlich sind auch vom Flavonoid Cirsimaritin antibiotische Wirkungen bekannt geworden – und diesen Wirkstoff findet man im Salbei in recht großen Mengen.

Auch wenn für die einzelnen Mikroorganismen nicht sicher feststeht, durch welche Inhaltsstoffe des Salbeis sie attackiert werden: Als gesichert gilt, dass seine antibiotischen Substanzen im Unterschied zu vielen anderen Heilpflanzen gut wasserlöslich sind. Dies bedeutet, dass man nicht nur mit alkoholischen Salbeitinkturen, sondern auch mit Salbeitee ein wirksames Antibiotikum in der Hand hat.

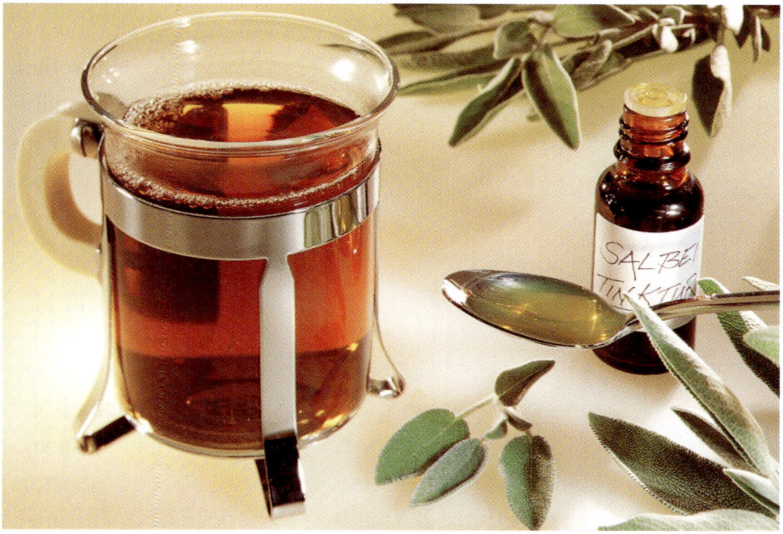

Tee und Tinktur sind die klassischen Anwendungsformen von Salbei. Wie Sie diese wirkungsvollen Heilmittel selbst zubereiten, erfahren Sie auf Seite 40ff.

Salbei als Antimykotikum

Darüber hinaus wirkt Salbei auch fungizid, also pilzabtötend. Er kann daher bei einigen Pilzerkrankungen – vor allem der Haut und der Schleimhäute – hilfreich sein. Bei Fußpilz sollte grundsätzlich ein Versuch mit Salbei gemacht werden, nicht nur wegen seiner fungiziden Eigenschaften, sondern auch wegen seiner schweißhemmenden Wirkungen (durch diesen Effekt werden die Füße trockener, und dadurch finden die Pilze keine günstigen Lebensbedingungen mehr vor).

Salbei ist ein wirkungsvoller lokaler Schmerzhemmer. Wer eine Zahnfleischentzündung hat, sollte es ruhig einmal mit reinen Salbeiprodukten versuchen, denn diese hemmen nicht nur die Entzündung, sondern auch die Schmerzen.

Wirksamer Schmerz- und Entzündungshemmer

Salbei wird schon lange zur Behandlung von Entzündungen und auch zur lokalen Schmerzlinderung eingesetzt. Hauptwirkstoffe sind hier vor allem seine ätherischen Öle und seine Rosmarinsäure. Letztere blockiert einer neueren Untersuchung zufolge die Arbeit von bestimmten Enzymen, die an der physiologischen Schmerzentstehung beteiligt sind. Überragend sind vor allem die Wirkungen von Salbei auf Entzündungen von Haut und Schleimhäuten. Hier kommt ihm zugute, dass er nicht nur entzündungshemmend wirkt, sondern auch antibiotisch aktiv ist und über seine Gerbstoffe die Schleimhäute robuster gegenüber Umwelteinflüssen macht.

Ideales Hustenmittel und Harntreiber

Salbei erleichtert das Abhusten. Er reiht sich damit unter die anderen Hustenheilkräuter ein wie etwa Thymian, Huflattich und Eukalyptus. Verantwortlich für diesen Effekt sind beim Salbei seine ätherischen Öle, vor allem das Cineol.

Salbei enthält einige Wirkstoffe, die man auch in der Goldrute findet, einem der wohl wirksamsten harntreibenden Naturheilmittel. Er bildet dadurch eine wirkungsvolle Vorbeugung gegenüber Harnsteinen und Nierenkoliken. Die harntreibende Wirkung des Salbeis, zusammen mit seinen antibiotischen Eigenschaften, machen ihn zu einem chancenreichen Medikament bei Entzündungen der Harnwege.

Mit Salbei gegen Parasiten

Salbei attackiert vor allem die folgenden Parasiten:

▶ **Bacillus cereus** Dieser Keim ist an vielen Durchfällen und Lebensmittelvergiftungen beteiligt.

▶ **Bacillus subtilis** (auch Heubazille genannt). Galt früher als harmlos, heute weiß man jedoch, dass er gelegentlich an Erkrankungen wie Augenentzündungen, Herzmuskelentzündungen, Lungenentzündungen, Blutvergiftungen und Hirnhautentzündungen beteiligt ist.

▶ **Escherichia coli** Stäbchenbakterien, die oft für Blutvergiftungen, Durchfall, Gallenwegs- und Gallenblasenentzündungen, Harnwegsentzündungen, Reisedurchfall, Säuglingsdurchfall und Wundinfektionen verantwortlich sind.

▶ **Herpes simplex** Auslöser der schmerzhaften Herpesbläschen am Mund.

▶ **Mycobacterium tuberculosis** Erreger der Tuberkulose.

▶ **Newcastle-Virus** Auslöser von Bindehautentzündungen.

▶ **Pseudomonas aeruginosa** Eine begeißelte Bakterienart, die häufig bei Atemwegsinfektionen, Bauchfellentzündungen, Brandinfektionen, Blutvergiftungen, Gallenwegsinfektionen, Hirnhautentzündungen, Ohrenentzündungen, Säuglingsdurchfall und Wundinfektionen eine Rolle spielt.

▶ **Salmonella typhimurium** Erreger des Typhus.

▶ **Shigella dysenteriae** An vielen Durchfallerkrankungen beteiligt, man findet sie vor allem in den Tropen und Subtropen.

▶ **Staphylococcus aureus** Diese Kugelbakterie besiedelt den menschlichen Rachenraum schon kurz nach der Geburt. Meistens lebt sie unauffällig, doch bei Immunschwäche wird sie gern aktiv. Staphylokokken sind oft an Hautabszessen, Furunkeln, Karbunkeln, Wundinfektionen, Lebensmittelvergiftungen und Lungenentzündungen beteiligt.

▶ **Zahnplaquebakterien** Sitzen in den Zahnbelägen und fördern die Entstehung von Karies.

Gegen Bluthochdruck und Gallenblasenprobleme

Dieser Aspekt des Salbeis ist weithin unbekannt. In umfangreichen Laboruntersuchungen konnte jedoch festgestellt werden, dass Salbeiextrakt den Blutdruck zum Teil längerfristig absenken kann. Darüber hinaus reduziert er die Pulsfrequenz. Hauptverantwortlich für diese

Wenn ein Medikament im Labor auf einen bestimmten Parasiten wirkt, so wird diese Wirkung nicht unbedingt vollständig im menschlichen Körper umgesetzt. Darüber hinaus haben die meisten Erkrankungen mehrere Ursachen als nur einen Parasiten.

Effekte sind wahrscheinlich die ätherischen Öle des Salbeis. Salbeiextrakte lösen Krämpfe an der glatten Muskulatur des Darms und der Gallenblase. Hauptverantwortlich hierfür sind seine Flavonoide und seine ätherischen Öle. Diese Ergebnisse sind wissenschaftlich gesichert. Nicht gesichert ist jedoch eine frühere Anwendung des Salbeis, als man ihn noch zur Behandlung von epileptischen Krämpfen einsetzte. Gegen diese Indikation spricht auch, dass destilliertes Salbeiöl in hoher Dosierung zu epilepsieähnlichen Anfällen führen kann.

Salbei wirkt außerdem choleretisch, d.h., er regt den Gallenfluss aus der Leber in Richtung Gallenblase an. Dadurch wird die Fettverdauung positiv beeinflusst und einer Gallenblasenkolik vorgebeugt.

Salbeiöl hemmt das Wachstum von Schimmel. Das ist neben den antioxidativen Eigenschaften des Salbeis ein weiteres Argument dafür, dass man ihn durchaus in der Konservierung von Lebensmitteln einsetzen sollte.

Wirksam gegen Diabetes mellitus und freie Radikale

Salbei konnte in einer Studie zeigen, dass er den Blutzuckerspiegel von Diabetikern senken kann. Demzufolge senkt die Gabe von 100 Milliliter einer zehnprozentigen Salbeiabkochung den Blutzuckerspiegel bereits nach einer Stunde um sechs Prozent, nach zwei Stunden um zwölf Prozent und nach drei Stunden um 27 Prozent. Die doppelte Dosis kann den Effekt noch geringfügig steigern. Allerdings wurde bei der Untersuchung nicht berücksichtigt, um welche Form von Diabetes mellitus es sich handelte.

Die Rosmarinsäure des Salbeis kann aggressive Sauerstoffreaktionsketten stoppen. Salbei eignet sich daher vorzüglich dazu, den Verfall von leicht verderblichen Lebensmitteln wie etwa Fleisch hinauszuzögern. Im menschlichen Organismus konnte gezeigt werden, dass Rosmarinsäure an den Blutplättchen oxidative Vorgänge hemmt und dadurch den Blutfluss verbessert.

Ein bewährtes Kraut für Frauen

Salbei hat als Frauenkraut eine lange Tradition. Seine Einsatzgebiete waren jedoch derart unterschiedlich – so wurde er zur Empfängnisverhütung ebenso eingesetzt wie zur Abtreibung und zur Therapie der Unfruchtbarkeit –, dass man an dem einen oder anderen Bericht doch seine Zweifel haben muss. Wissenschaftlich gesichert ist, dass er große Mengen eines Stoffs enthält, der dem menschlichen Östrogen in Struktur und Wirkung sehr ähnelt (die Wissenschaft spricht hier von einem Phytoöstrogen). Diese Entdeckung trifft sich mit ärztlichen Beobachtungen. So empfehlen viele naturkundlich orientierte Ärzte den Salbei zur Regulierung des Monatszyklus. In Form eines heißen Absuds hilft er bei sich verspätender Periode, bei heftiger Menstruation verringert er den allmonatlichen Blutverlust.

Salbei ist ein gutes Heilmittel für die weiblichen Geschlechtsorgane. Er balanciert den Hormonausstoß aus und kann daher sowohl während der Pubertät als auch während der Wechseljahre eine wertvolle Hilfe sein.

Hilfe bei Kinderwunsch und im Klimakterium

Er stimuliert die Empfängnisbereitschaft, vor allem dann, wenn sie durch Durchblutungsmangel in der Gebärmutter (Uterus) beeinträchtigt wird (schon antike Ärzte setzten Salbei als Uterusmittel ein). Der englische Arzt Nicholas Culpeper schrieb im Jahre 1653: »Wenn Frauen aufgrund der feuchten Schlüpfrigkeit ihres Schoßes nicht empfangen können, sollen sie, ehe ihr Gatte ihnen beiwohnt, vier Tage lang Salbeisaft mit etwas Salz einnehmen. Dies wird ihnen nicht nur helfen zu empfangen, sondern auch die Leibesfrucht zu behalten.« Culpeper, ein sehr erfolgreicher Mediziner seiner Zeit, setzte den Salbei auch ein, um die Nachwirkungen von Fehlgeburten zu beheben und die Gebärmutter zu regenerieren. Besonders hilfreich ist Salbei bei klimakterischen Beschwerden. Als schweißhemmendes Mittel ist er ohnehin kaum zu schlagen. Darüber hinaus hilft er gegen Hitzewallungen und ein übermäßiges Austrocknen der Schleimhäute.

Hier lindert Salbei

- Darmentzündungen
- Furunkel und Karbunkel
- Hautabszesse
- Heiserkeit
- Kehlkopfentzündungen
- Mundschleimhautentzündung
- Rachenentzündungen
- Unterschenkelgeschwüre
- Wunden
- Zahnfleischentzündungen

Wie Salbei auf die Psyche wirkt

Bereits sein Einsatz als schweißhemmendes Mittel, wobei er am zentralen Nervensystem ansetzt, lässt bereits erahnen, dass Salbei auch eine psychoaktive Pflanze ist. Und tatsächlich: Seine Bitterstoffe verbessern den Appetit, und seine ätherischen Öle erhöhen die Aufmerksamkeit und die Konzentrationsfähigkeit.
Interessant ist, wie sich Salbei in der Kombination mit Schlafmitteln verhält. Wenn er zusammen mit Barbituraten verabreicht wird, zögert er den Schlafeintritt hinaus, auf der anderen Seite verlängert er aber auch den Barbituratschlaf. Dies bedeutet konkret: Salbei unterläuft die Barbiturate in ihrer Funktion als Einschlafhilfe, doch er unterstützt sie auch als Durchschlafhilfe.

Der Homöopathie ist der Salbei wohl bekannt, doch im derzeit gültigen Deutschen Homöopathischen Arzneibuch ist er nicht aufgeführt. Dort setzt man bei Entzündungen lieber auf Zubereitungen aus der Ringelblume (Calendula officinalis). Hierzu ist jedoch zu sagen, dass der therapeutische Ansatz der Homöopathie mit dem der Pflanzenheilkunde nicht zu vergleichen ist.

Homöopathische Anwendungen

Auch die Homöopathie kennt den Salbei, und zwar in Form von Urtinktur und unterschiedlichen Potenzen. Haupteinsatzgebiete sind Schweißabsonderungen, besonders bei Tuberkulosekranken und Wechseljahrebeschwerden.
Bei Husten und Bronchitis setzt die Homöopathie auf die Potenz Salvia D1, im Verhältnis 1 : 100 mit Wasser verdünnt. Diese Lösung soll gegurgelt werden, um den Schleim zu lösen.

Kaum gefährliche Nebenwirkungen

Über den Salbei kursieren zahlreiche uralte Vorurteile, was seine unerwünschten Nebenwirkungen angeht. Hauptansatz ist hierbei sein ätherisches Öl Thujon, das man aber auch bei anderen Heilpflanzen wie etwa dem Teebaum findet. Thujon besitzt in der Tat die Eigenschaften eines Gifts, es führt in hohen Konzentrationen zu Herzjagen, Hitzegefühl, Krämpfen, Erbrechen und Schwindelattacken. Dies bedeutet aber noch lange nicht, dass deswegen auch der Salbei diese Wirkungen haben muss. Denn genauso wie eine Heilpflanze nicht unbedingt durch einen Wirkstoff heilen kann, wird sie auch nicht unbedingt durch einen Wirkstoff krank machen können. Vielmehr beeinflussen sich die Wirkstoffe einer Pflanze in enormem Maße gegenseitig; über die genauen Abläufe und Gesetzmäßigkeiten dieser Wechselwirkungen ist allerdings nur wenig bekannt. Dies bedeutet: Wenn wir über die Nebenwirkung eines Heilkrauts sprechen, dürfen wir nicht die Wirkungen eines ihrer Inhaltsstoffe heranziehen und diese unzulässigerweise auf die gesamte Pflanze übertragen. Richtig ist vielmehr, dass wir die konkreten Beobachtungen zusammentragen, die beim Einsatz des gesamten Krauts und seiner Extrakte und Zubereitungen angestellt wurden. Diese Beobachtungen lassen den Salbei als eher harmlos erscheinen (nicht umsonst wird er seit vielen Jahrhunderten als Gewürz eingesetzt, ohne Schaden hervorzurufen).

Immer wieder hört man davon, dass Salbei aufgrund seines Thujonanteils zu schweren Allergien führen kann. Ein Vorurteil! Unabhängige Wissenschaftler zählen Salvia officinalis zu denjenigen Heilpflanzen, die so gut wie kein Allergiepotenzial besitzen.

Hohe Konzentrationen und Überdosen vermeiden

Nach längerer Einnahme von destilliertem ätherischem Salbeiöl in hoher Dosierung können epilepsieähnliche Krämpfe auftreten. Für diesen Effekt ist neben dem Thujon auch der Kampfer verantwortlich. In der jüngeren Geschichte wird jedoch auch hier nur von zwei Fällen berichtet. Bei dem einen handelt es sich um einen Arbeitsunfall im Labor, wo beim Pipettieren unfreiwillig eine größere Menge des Öls verschluckt wurde. Bei dem anderen hat jemand unverdünntes Salbeiöl aus der Flasche getrunken, um damit seine Akne zu behandeln. Fazit: Man muss schon sehr viel destilliertes Salbeiöl zu sich nehmen, um ein Vergiftungsrisiko einzugehen. Die normale Dosierung von 0,1 bis 0,3 Gramm pro Tag führt hingegen zu keinen Nebenwirkungen. Und wer auf Salbeizubereitungen wie Tee, Tinkturen oder andere Extrakte – in denen der Ätherischölgehalt nicht durch Destillieren erhöht wurde – setzt, geht bei bestimmungsgemäßem Gebrauch kein Risiko ein.
Als Mittel, das den Milchfluss von stillenden Müttern bremst, sollte Salbei medikamentös natürlich nicht während einer Stillperiode zum Einsatz kommen. Er darf aber getrost als Gewürz in der Küche verwendet und auch äußerlich angewendet werden – beispielsweise bei Zahnfleischentzündungen in Form von Gels oder Spülungen.

Die Heilkräfte anderer Salbeiarten

Der Muskatellersalbei hat nicht nur in Deutschland eine unrühmliche Geschichte als Fälschungsmittel. Auch in England wurde er dazu eingesetzt, allerdings nicht zum Weinpanschen, sondern zum »Aufwerten« von Bier: Nach dem Genuss dieses Getränks sollte der Kater ausbleiben.

Der Muskatellersalbei Salvia sclarea besitzt ein etwas anderes Profil an ätherischen Ölen als der Gartensalbei Salvia officinalis. So enthält er beispielsweise große Mengen an Linalylazetat, das zu den Bestandteilen von »Klosterfrau Melissengeist« (beruhigend für die Nerven, wirksam bei Bronchialerkrankungen) gehört.

Muskatellersalbei greift Schimmelpilze an

Muskatellersalbei hilft vor allem bei Pilzen wie etwa Aspergillus niger, dem wohl bekanntesten Schimmelpilz. Er wächst gerne an feuchtem Mauerwerk und hinterlässt dort charakteristische schwarze Flecken, kann aber auch die Atemwege angreifen und dort den Boden für andere Infekte bereiten. Auch der ebenfalls die Atemwege sensibilisierende Schimmelpilz Mucor mucedo wird vom Muskatellersalbei attackiert. Ähnlich wie der Gartensalbei senkt Muskatellersalbei Bluthochdruck, außerdem besitzt er blutzuckersenkende Eigenschaften. Er wird in Israel daher häufig zur Behandlung von Diabetes mellitus eingesetzt.

Das Öl des Muskatellersalbeis wird gerne in der Aromatherapie verwendet. Es entspannt auf sanfte, aber wirkungsvolle Weise, wenn es auf die Handgelenke oder Schläfen gerieben wird. Neulinge der Aromatherapie reagieren allerdings mitunter auch mit Überdrehtheit, Kichern und leichter Euphorie.

Wegen dieser stimmungsaufhellenden Note wird das ätherische Öl gerne zur Behandlung von depressiven Verstimmungen eingesetzt. Es gilt auch als leicht erotisierendes und phantasieanregendes Mittel, das bei Partnerschaftsproblemen zu helfen vermag. Aufgrund seiner östrogenähnlichen Inhaltsstoffe lindert das Einatmen von Dämpfen des Muskatellersalbeis prämenstruelle Beschwerden, Periodenschmerzen und Wechseljahrebeschwerden. Sein Haupteinsatzgebiet in der Aromatherapie ist jedoch wegen der stark entspannenden Wirkung die Behandlung von verschiedenen stressbedingten Krankheiten.

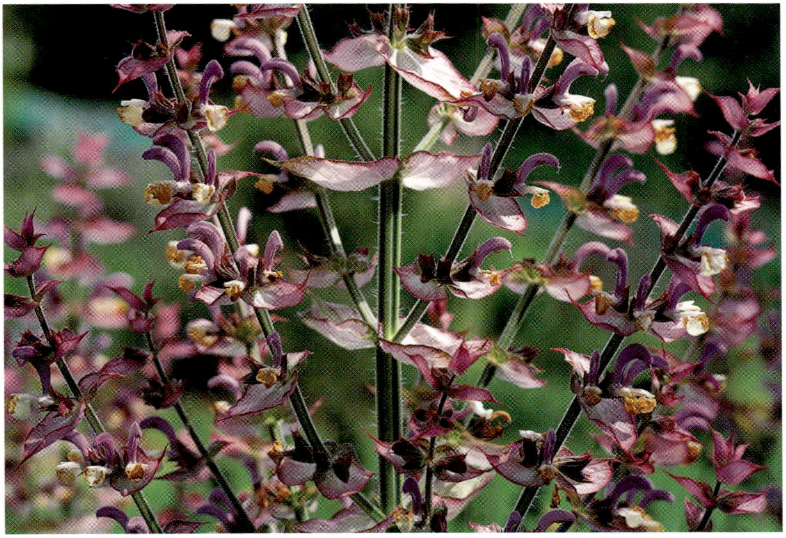

Der Muskatellersalbei ist eine zweijährige Pflanze, die bis zu einem Meter hoch wird, herzförmige Blätter hat und von Juni bis August in schönen Lila- bis Hellblautönen blüht.

Rotwurzelsalbei gegen Herzleiden

Der Rotwurzelsalbei Salvia miltiorrhiza ist ein Arzneimittel der chinesischen Medizin, wo er auch Dan Shen genannt wird. Von ihm werden die Wurzeln geerntet. Sie enthalten als Hauptwirkstoffe die so genannten Tanshinone. Diese Substanzen konnten in umfangreichen Studien zeigen, dass sie die Herzmuskeldurchblutung unterstützen. Dadurch helfen sie bei der Behandlung von Herzklopfen und Angina pectoris. Der Rotwurzelsalbei erinnert in seinen Wirkungen etwas an unseren einheimischen Weißdorn (Crataegus laevigata). Auch dieser wirkt als Kreislauftonikum und verbessert die Funktion des Herzmuskels. In China wird der Rotwurzelsalbei auch zur Therapie von Herzinfarktpatienten sowie zur Vorbeugung von schweren Herzerkrankungen eingesetzt.

Zu den weiteren Einsatzgebieten zählen verspätete Monatsregel und Periodenschmerzen. Im Labor konnte er genauso wie sein Kollege Salvia officinalis zeigen, dass er Tuberkuloseerreger ausschalten kann. Außerdem beruhigt er die Nerven. Äußerlich angewandt, hilft er bei Entzündungen der Haut.

Man erhält die Wurzeln von Dan Shen in Apotheken, die auch chinesische Heilkräuter in ihrem Sortiment führen oder zumindest Kontakte zu Händlern und Versandstellen für chinesische Kräuter besitzen. Es wird grundsätzlich davor gewarnt, die Wurzeln zusammen mit Blutgerinnungshemmern zu kombinieren und sie während der Schwangerschaft einzunehmen.

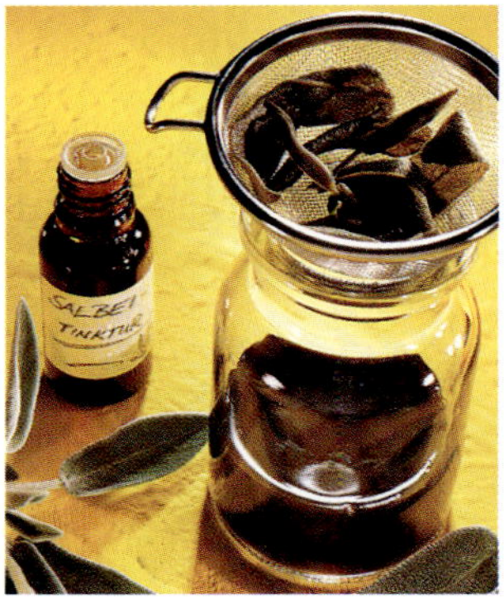

Einfach herzustellen und sehr wirkungsvoll – die Salbeitinktur.

Salbeianwendungen für die Gesundheit

Heilmittel selbst zubereiten

Der Salbei gehört zu jenen Heilpflanzen, die bei der Zubereitung wenig Probleme bereiten. Der überwiegende Anteil seiner wichtigen Wirkstoffe (mit Ausnahme einiger antibiotischer Öle und der Bitterstoffe) ist wasserlöslich und kann dadurch auch mit einem einfachen Teeaufguss ohne weiteres aktiviert werden. Dies ist bei Heilpflanzen nicht selbstverständlich. Bei der Kamille und Ringelblume beispielsweise ist der überwiegende Anteil der Wirkstoffe wasserunlöslich, ihre Teezubereitungen kommen an die tatsächlichen Heilmöglichkeiten der Pflanzen nicht heran.

Auch besitzen die Blätter des Salbeis eine einfache Struktur. Dies bedeutet, dass sich aus ihnen die Wirkstoffe recht einfach herauslösen lassen. Sie brauchen also beispielsweise für die Zubereitung mit Wasser nicht über Nacht stehen gelassen werden, der einfache Aufguss – mit heißem Wasser übergießen, 10 bis 15 Minuten lang ziehen lassen, abseihen – tut es auch. Dies gilt allerdings nicht für den chinesischen Rotwurzelsalbei, bei dem ja die Wurzeln verwendet werden. Bei ihm braucht man ein so genanntes Dekokt (siehe Seite 46).

Salbeitee schmeckt weniger bitter als häufig angenommen wird. Der Grund: Seine Bitterstoffe sind im Gegensatz zu anderen Heilkräutern nur bedingt wasserlöslich.

Teeaufgüsse mit Salbei

Der Teeaufguss ist sicherlich diejenige Zubereitungsform, die bei Heilpflanzen am verbreitetsten ist. Seine Vorteile liegen darin, dass er für den Patienten recht einfach herzustellen ist und man sich eine gewisse Zeit für seine Zubereitung und seinen Verzehr nehmen muss – eine Zeit der Ruhe und Entspannung, die in unserem hektischen Alltag allein schon eine therapeutische Wirkung besitzt.

Der klassische Teeaufguss zur innerlichen Anwendung

Zubereitung: 1 gehäuften Teelöffel getrocknete Salbeiblätter mit 1 großen Tasse (200 Milliliter) kochendem Wasser überbrühen. Mindestens 10 Minuten lang zugedeckt ziehen lassen. Danach durch ein Sieb oder ein Tuch abseihen.

Es ist wichtig, dass Sie den Tee zugedeckt ziehen lassen, um die ätherischen Öle am Verflüchtigen zu hindern. Im Handel gibt es spezielle Kräuterteetassen mit einem Deckel. Ihre Anschaffung ist für die Hausapotheke generell empfehlenswert, da neben dem Salbei auch die meisten anderen Heilpflanzen zugedeckt ziehen müssen.

Anwendung: Die empfohlene Tagesdosis für Aufgüsse liegt bei 4 bis 6 Gramm Salbeiblätter pro Tag. Das entspricht etwa 3 bis 4 Tassen.

Teeaufguss für Wundauflagen und Mundspülungen

Zubereitung: 2 Teelöffel getrocknete Salbeiblätter mit 1 großen Tasse (200 Milliliter) heißem (aber nicht kochendem) Wasser übergießen. 15 Minuten lang zugedeckt ziehen lassen. Danach durch ein Sieb oder ein Tuch abseihen.

Anwendung: Salbeiauflagen kommen nach Bedarf zum Einsatz. Eine ausdrückliche Dosisbeschränkung besteht nicht.

Die Bitterstoffe des Salbeis verbessern den Appetit. Sie kommen in Teezubereitungen allerdings nur geringfügig zum Tragen. Am besten wirken sie in Form von alkoholischer Salbeitinktur.

Salbeitinktur

Zubereitung: 10 Gramm frische Salbeiblätter mit 50 Milliliter 50- bis 70-prozentigem Äthanol vermischen (die Blätter müssen komplett mit Alkohol bedeckt sein) und 14 Tage lang lichtgeschützt ziehen lassen. Währenddessen immer wieder einmal schütteln. Schließlich durch ein Tuch oder ein Sieb abseihen. Wenn Sie durch ein Tuch abseihen, sollten Sie die Restflüssigkeit aus dem Blätterrückstand herausdrücken. Füllen Sie die Tinktur in eine dunkle Glasflasche um.

Anwendung: Die tägliche Dosis für Salbeitinktur liegt bei innerlicher Einnahme bei 5 bis 7,5 Milliliter. Die Einzeldosis sollte 2,5 Milliliter nicht übersteigen. Eine ausdrückliche Dosierungsvorschrift für die äußerliche Anwendung gibt es nicht. Zum Gurgeln und Spülen verdünnen Sie 5 Milliliter Tinktur mit 1 Glas (100 Milliliter) Wasser.

Anwendung als Tee: Man kann Salbeitinktur auch als Grundlage für Teezubereitungen nehmen. Dazu werden 2 bis 3 Milliliter der Tinktur mit 1 großen Tasse (200 Milliliter) kochendem Wasser überbrüht und 10 Minuten lang zugedeckt stehen gelassen. Das sonst beim Teeaufguss übliche Abseihen entfällt.

Salbeitinktur hält sich sehr lange. Unter günstigen Bedingungen (kühl und lichtgeschützt) ist sie bis zu zwei Jahre lang haltbar. Bringen Sie die Tinktur deshalb am besten im dunklen Küchenschrank oder im Erste-Hilfe-Schränkchen unter.

Tee auf Grundlage von Salbeitinktur ist effektiver als die klassische Zubereitung mit getrocknetem Kraut und kochendem Wasser.

Achtung Salbeitinktur enthält hochprozentigen Alkohol und darf deshalb Kindern weder pur noch als Tee für die innerliche Anwendung verabreicht werden. Auch Erwachsene mit Leberbeschwerden oder anderen Krankheiten, bei denen Alkohol zu vermeiden ist, sollten auf andere Salbeianwendungen ausweichen.

Salbeiöle

Salbeiöle eignen sich vor allem zur äußerlichen Anwendung. Die kaltgepressten Öle sind leichter in der Herstellung, die heißgepressten sind dafür etwas höher in ihrer Wirksamkeit einzuschätzen. Als Grundlage für die Zubereitung von Salbeiöl ist am besten ein hochwertiges, kaltgepresstes Olivenöl aus dem Reformhaus geeignet.

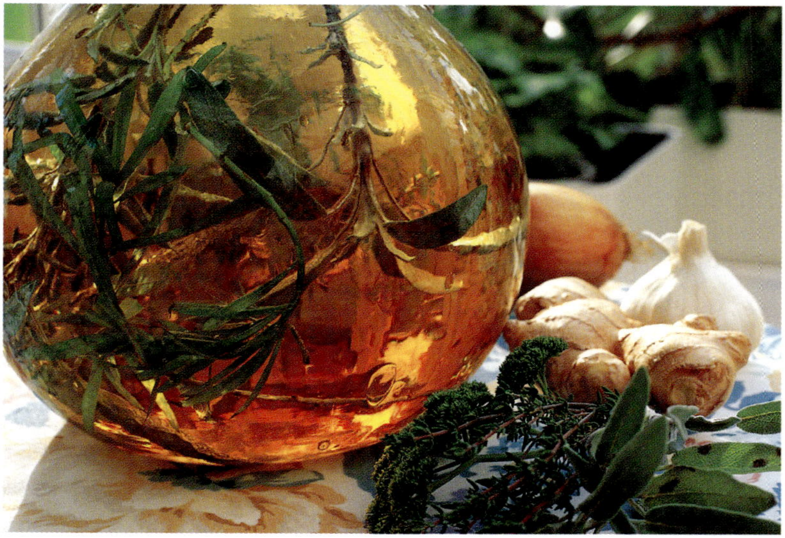

Ölauszüge mit Salbei sind die Grundlage für Salben (Rezept siehe Seite 44) und können für Massagen verwendet werden. Natürlich sind sie auch als schmackhafte und gleichzeitig gesunde Küchenzutat geeignet.

Kaltgepresstes Salbeiöl

Zubereitung: 500 Gramm frische Salbeiblätter in ein sauberes Einmachglas geben und so viel Olivenöl einfüllen, bis das Kraut vollständig bedeckt ist. Das Glas gut verschließen, kräftig durchschütteln und an einen hellen Platz (z. B. Fensterbank, aber nicht die Südseite!) stellen. 2 bis 3 Wochen lang stehen lassen: Die Wirkstoffe des Salbeis werden durch Sonnenlicht und Öl herausgelöst und wandern ins Öl.
Nach dem Ziehenlassen ein Passiertuch in einen Krug hängen und an dessen Rand befestigen, z. B. mit einem Bindfaden oder einem Gummi. Die Öl-Kräuter-Mischung hineingießen und das Öl durch das Tuch ablaufen lassen. Drücken Sie dann aus dem Tuch das restliche Öl heraus. Schließlich den Ölextrakt in dunkle Flaschen umfüllen, diese beschriften und lagern. Salbeiöl hält sich bis zu 6 Monate lang.

Heißgepresstes Salbeiöl

Zubereitung: 500 Gramm frische Salbeiblätter mit 750 Milliliter Olivenöl in einer hitzebeständigen Glasschüssel verrühren, abdecken und im Wasserbad bei 50 bis 70 °C 2 Stunden lang bei geringer Hitze kochen lassen. Dann das Ganze vom Herd nehmen, etwas abkühlen lassen und in einen Krug mit eingelegtem Passiertuch gießen. Drücken Sie auch das Restöl aus den Blättern heraus. Füllen Sie schließlich den Salbeiölextrakt in dunkle Glasflaschen ab.
Heißgepresstes Salbeiöl hält sich etwa 1 Jahr lang. In den ersten 2 Monaten besitzt es allerdings seine beste Wirksamkeit.

Kalt- oder heißgepresstes Salbeiöl darf nicht mit dem Salbeiöl (Oleum salviae) aus der Apotheke verwechselt werden. Dieses wird durch Wasserdestillation gewonnen und hat einen wesentlich höheren Anteil an ätherischen Ölen. Seine antibiotische Kraft ist daher auch erheblich stärker.

Umschläge, Bäder und Spülungen

Salbeiumschlag für Wunden und Verletzungen

Zubereitung: Lassen Sie das frische Kraut (die Menge richtet sich nach der Ausdehnung des zu behandelnden Hautbereichs) im Topf 2 Minuten lang bei geringer Hitze kochen.
Anwendung: Während das Kraut kocht, den erkrankten oder verletzten Bereich mit Öl einreiben. Dann die warmen Salbeiblätter auflegen und mit einer Mull- oder Baumwollbinde umwickeln. Je nach Bedarf für 1 bis 2 Stunden einwirken lassen.

Salbeiseifenbad gegen Nagelbettentzündungen

Zubereitung: 1 Esslöffel Schmierseife in 250 Milliliter warmem Wasser auflösen. Dann mit 2 gehäuften Teelöffeln Salbeiblätter vermischen, aufkochen und 3 bis 5 Minuten lang bei geringer Hitze kochen lassen. Schließlich durch ein Tuch oder ein Sieb abseihen.
Anwendung: Der entzündete Finger wird in dem heißen Salbeiseifenbad etwa 10 Minuten lang gebadet.

Salbeispülung für Mund und Scheide

Zubereitung: 20 Milliliter Salbeitinktur und 80 Milliliter Rosenwasser vermischen und in eine Tröpfchenflasche füllen.
Anwendung: Diese Mischung eignet sich zur Spülbehandlung von entzündetem Zahnfleisch und bei Scheidenausfluss. Dazu 1 Esslöffel der Mischung mit 300 Milliliter warmem Wasser vermischen und täglich mehrmals zur Spülung verwenden.
Info Scheidenausfluss kann sehr verschiedene Ursachen haben, die ein Arzt vor der Behandlung abklären sollte. Neben eher harmlosen Pilzinfektionen kommen auch ernstere Erkrankungen infrage.

Für Salben gilt grundsätzlich, dass sie umso besser in die Haut einziehen, je mehr ihre Grundlagen auf organischer Basis hergestellt sind. Am besten ziehen Salben auf Schweineschmalzbasis in die Haut ein.

Salbeisalben und Lotionen

Salben aus Salbeiblättern gibt es in zahlreichen Variationen. Die Entscheidung für eine von ihnen hängt wesentlich davon ab, für welchen Hauttyp (fettig, normal oder trocken) und für welche Verwendungszwecke sie gebraucht wird.

Salbeisalbe auf Öl-, Butter- und Wachsbasis

Zubereitung: 500 Milliliter heißgepresstes Salbeiöl (Rezept siehe Seite 43) erhitzen, aber nicht zum Kochen bringen. Dann 40 Gramm Kakaobutter und 40 Gramm Bienenwachs hinzugeben. Sobald alles geschmolzen ist, den Topf vom Herd nehmen und rühren, bis die Mixtur abgekühlt und eingedickt ist. Dann in dunkle Gläser füllen.
Anwendung: Salbeisalbe auf Öl-, Butter- und Wachsbasis eignet sich für Heil- und Kosmetikzwecke, sollte aber bei fettender Haut nicht zum Einsatz kommen.

Salbeisalbe auf Vaselinebasis

Salben aus Vaseline sind besonders einfach in der Herstellung. Sie haben allerdings den Nachteil, von der Haut nicht aufgenommen zu werden. Dadurch können auch die Wirkstoffe des Salbeis nicht in tiefere Hautschichten vordringen. Dafür ist Vaseline gut zu verarbeiten, außerdem schützt sie die Haut vor Umwelteinflüssen.
Zubereitung: 200 Gramm Vaseline im Kochtopf schmelzen und etwa 1 Hand voll frische Salbeiblätter hineingeben. Aufkochen, 10 Minuten lang bei geringer Hitze ziehen lassen, umrühren und durch ein Sieb abseihen. Danach in ein dunkles Glastöpfchen füllen.
Anwendung: Salbeisalbe auf Vaselinebasis eignet sich vor allem für kosmetische Anwendungen und zur Behandlung von leichten Verbrennungen (z. B. Sonnenbrand).

Durch die Tatsache, dass Vaselinesalbe nicht in die Haut eindringt, hat sie ein ideales Wirkungsmuster für eine Brustsalbe, die über ihre Dämpfe die Erkrankungen von Atemwegen kurieren kann.

Salbeisalbe »Unguentum Simplex«

Ein Rezept aus der »British Pharmacopeia« von 1867:
Zubereitung: 60 Gramm Bienenwachs und 90 Gramm Schmalz mit etwas Öl in einem Wasserbad schmelzen. Dann 1 Hand voll frische Salbeiblätter hinzugeben, aufkochen und abseihen. Schließlich 90 Milliliter Mandelöl hinzufügen und so lange rühren, bis alles abgekühlt ist.
Anwendung: Die Salbeisalbe »Unguentum Simplex« wird von der Haut sehr gut aufgenommen und eignet sich dadurch zur Behandlung von Hauterkrankungen wie Furunkeln und Abszessen. Die Haut sollte allerdings nicht zu fettig sein.

Lotion für wunde Brustwarzen

Zubereitung: 20 Gramm frische Salbeiblätter mit 100 Gramm Honig 20 Minuten lang bei geringer Hitze zugedeckt kochen lassen. Der Honig sollte am Ende dunkelbraun geworden sein. Abkühlen lassen.
Anwendung: Nach Bedarf mehrmals täglich vorsichtig auf die wunden Brustwarzen auftragen.
Info Die Lotion hilft nicht nur stillenden Müttern, sondern auch Ausdauersportlern wie z. B. Marathonläufern, die ebenfalls dieses schmerzhafte Problem kennen: Die Brustwarzen werden oft wund durch die Reibung durchgeschwitzter Trainingskleidung auf der Haut.

Salbeiwein

Medizinalweine sind weder eine reine Arznei noch ein pures Genussmittel. Salbeiwein dient vor allem zur Stärkung der Verdauung. Er schmeckt recht bitter, da die Bitterstoffe des Krauts alkohollöslich sind. Für Salbeiwein nimmt man am besten lieblichen Weißwein.

Zubereitung: Die Mengen von Wein und Salbei richten sich nach der Größe des Steingutgefäßes. Grundsätzlich sollte das Verhältnis ungefähr 50 Gramm frischer Salbei auf 1 Liter Weißwein betragen.

Geben Sie die Blätter in das Gefäß, dann mit Wein aufgießen. Gut verschließen und vorsichtig schütteln. Den Wein 2 Wochen lang reifen lassen, dann können Sie erstmals abzapfen. Immer wieder Wein nachgießen. Wenn allerdings im Laufe der Zeit der Salbeigeschmack deutlich nachlässt, sollten Sie einen neuen Wein ansetzen.

Anwendung: Salbeiwein wird von Alternativmedizinern gerne zur Therapiebegleitung von Diabetes mellitus verordnet. Die empfohlene Dosierung liegt bei 2 Gläsern (je 100 Milliliter) pro Tag.

Salbeiwein schmeckt sehr bitter. Sie können seinen Geschmack lieblicher machen, indem Sie etwas Rosmarin zusetzen. Er wird idealerweise in einem großen Steingutgefäß hergestellt, das einen Zapfhahn hat. So kann man später den Wein abzapfen, ohne die Blätter aufzuwirbeln.

Rotwurzelsalbei richtig zubereiten

Abkochung (Dekokt)

Die chinesische Arzneikunde setzt bei der Behandlung von Beschwerden meist auf eine Kombination mehrerer Substanzen, die sich in ihrer Wirkung ergänzen sollen. Auch sollten einzelne Heilmittel nicht über einen längeren Zeitraum hinweg angewendet werden.

Beim Rotwurzelsalbei nimmt man die Wurzeln und nicht die Blätter. Ein Teeaufguss genügt daher nicht, um seine Wirkstoffe ausreichend zu lösen. Zur Herstellung einer Abkochung darf man keinen Topf aus unbeschichtetem Metall verwenden.

Zubereitung: Salbeiwurzeln in einen Topf geben und mit kaltem Wasser bedecken. Beides zusammen zum Kochen bringen. 20 bis 30 Minuten lang bei geringer Hitze kochen lassen, bis die Flüssigkeit um 1/3 reduziert ist. Schließlich den Sud durch ein Sieb in einen Krug abseihen. Die jeweils für eine Anwendung benötigte Menge in eine Tasse gießen, den Rest kühl und verschlossen aufbewahren.

Fertigprodukte mit Salbei

Salbei ist ein klassisches Arzneimittel der Pharmazie. Dementsprechend wird er in zahlreichen Präparaten verarbeitet. Oft wird er dabei mit anderen Heilpflanzen vermischt. Der Wert dieser Mischungen kann jedoch nicht immer nachvollzogen werden, vor allem dann, wenn in ihnen mehr als fünf unterschiedliche Einzelkomponenten zusammenkommen. Dem Patienten soll wohl suggeriert werden, dass ihm durch die Phytokombinationen mehr als bei der Verwendung der einzelnen Heilpflanze geholfen wird, nach dem Motto: Viel hilft viel. Doch wenn beispielsweise der Salbei mit einer anderen schmerzstillenden Pflanze wie der Gewürznelke kombiniert wird, heißt dies nicht automatisch, dass dem Patienten bei seinen Schmerzen doppelt geholfen wird. Im Gegenteil: Es ist durchaus möglich, dass sich beide Heilpflanzen überhaupt nicht unterstützen.

Tipp: Fangen Sie in jedem Fall zunächst einmal mit Monopräparaten oder mit Präparaten an, in denen höchstens drei Kräuter miteinander kombiniert wurden.

Monopräparate bevorzugen

Einige Kräuter behindern sich möglicherweise sogar gegenseitig in ihren Wirkungen. In jedem Fall ist über die Wechselwirkung von Heilpflanzen zu wenig bekannt, als dass man den im Handel erhältlichen Salbeikombinationen voreilig vertrauen sollte. Es sei denn, dass zu einem Kombiprodukt wissenschaftliche (am besten klinische) Studien vorliegen. Näheres dazu erfährt man beim Hersteller – wenn er Ihnen die Auskunft schuldig bleibt, sollten Sie auch von seinem Präparat Abstand nehmen.

Salbeiöl enthält sehr viel Thujon, Kampfer und Eukalyptol. Dementsprechend erinnert es auch in seinem Geruch an Pflanzenöle, in denen man diese Substanzen in großem Umfang findet, also an Teebaum-, Eukalyptus- und Kampferöl.

Das Öl – der Star unter den Salbeiarzneien

Salbeiöl eignet sich zur Behandlung von Infekten der unterschiedlichsten Art, besonders hilfreich ist es bei der Behandlung von Hautpilzen, Darmparasiten, Wundinfektionen sowie Infektionen im Mund- und Rachenraum. Inhalationen von Salbeiöl helfen bei Bronchialerkrankungen wie Schnupfen, Husten, Halsentzündungen und Lungenent-

Salbeiöl wird in der Volksmedizin auch zur äußerlichen Behandlung von rheumatischen Beschwerden eingesetzt. Wie viele andere Heilpflanzenöle führt es zu einer deutlichen Reizung und Durchblutungssteigerung, wenn man es auf die Haut bringt. Ob dieser Reiz jedoch auch heilend wirkt, wird von vielen Wissenschaftlern angezweifelt.

zündungen. Darüber hinaus hemmt Salbeiöl Krämpfe in den Gallenwegen und in der Darmmuskulatur. Eine seiner Stärken liegt darin, Krämpfe zu lindern, die durch Histamin ausgelöst werden. Da starke Histaminausschüttungen typisch sind für Allergien, besitzt Salbeiöl gute Chancen bei der Therapie von Lebensmittelallergien.

Medizinischer Steckbrief des Salbeiöls

▶ *Sonstige Bezeichnungen:* Oleum salviae, Oleum salviae officinalis, Salviae aetheroleum, Salviae oleum, dalmatinisches Salbeiöl.

▶ *Herstellung:* Früher wurde das Salbeiöl noch mit primitiven Destillationsgeräten hergestellt, die über freiem Feuer erhitzt wurden. Heute findet man in der Regel moderne Technologien vor, bei denen die Salbeiblätter in einen perforierten Aluminiumbehälter gegeben werden, der in eine Destillierblase aus Kupfer, Stahl oder Aluminium eingesetzt wird. Dort wird dann das Öl mit Hilfe einer Wasserdestillation aus den Blättern herausgedampft.

▶ *Aussehen:* Farblose bis schwach gelbliche Flüssigkeit, mischbar mit Alkohol, Chloroform, flüssigem Paraffin, Petrolether und Schwefelkohlenstoffen, praktisch unlösbar in Wasser.

▶ *Medizinische Wirkungen:* Salbeiöl ist eine regelrechte »Antibiotikumbombe«, die sich nicht hinter populären natürlichen Antibiotika wie Teebaumöl oder Manukaöl verstecken muss. Salbeiöl enthält wesentlich mehr ätherisches Öl als die ganzen Salbeiblätter. Allein der Thujongehalt liegt zwischen 30 und 50 Prozent, und Thujon ist ein ätherisches Öl mit erstklassigen antibiotischen Eigenschaften.

▶ *Dosierungen:* Die empfohlene Tagesdosis liegt bei innerlicher Einnahme bei 0,3 Milliliter. Die Einzeldosis sollte 0,1 Milliliter nicht übersteigen. Für die äußerliche Anwendung zum Gurgeln und Spülen sollten drei Tropfen des Öls mit 100 Milliliter Wasser verdünnt werden. Die schmerzenden Stellen können aber auch zweimal täglich direkt mit unverdünntem Salbeiöl bestrichen werden.

▶ *Kauf:* Sie erhalten Salbeiöl in der Apotheke.

▶ *Lagerung:* Das Öl ist lichtgeschützt zu lagern. Die Haltbarkeit beträgt auch bei sachgemäßer Lagerung höchstens zwei Jahre.

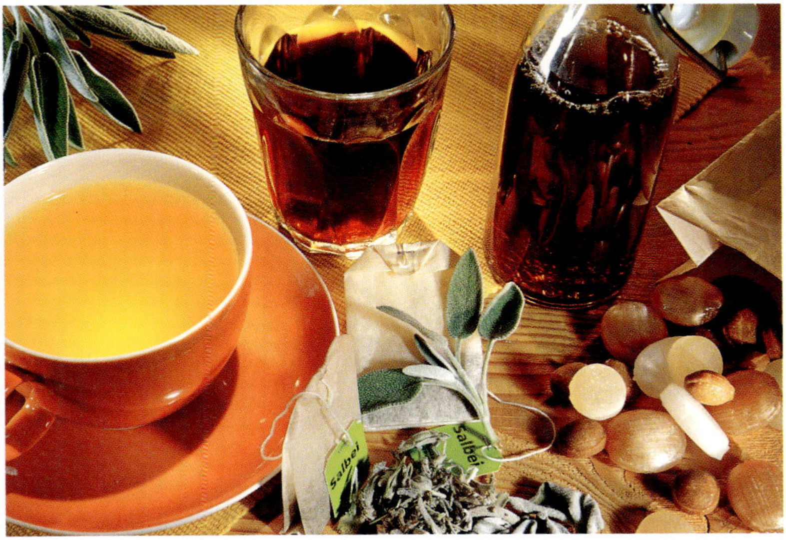

Der Markt bietet viele Fertigpräparate mit Salbei. Achten Sie immer auf die Zutatenliste, und bevorzugen Sie Produkte, in denen der Salbeianteil hoch ist und die möglichst naturbelassen und zuckerfrei sind.

Tees, Bonbons und Säfte aus Salbei

Salbeitees aus dem Handel

- Kneipp Salbeiblätter-Tee
- Sidroga Hustentee

Dieser Tee enthält sage und schreibe elf verschiedene Heilpflanzen. Es ist kaum anzunehmen, dass diese Kombinationspyramide in ihrer Wirkung durchschaubar ist.

- Sidroga Salbeitee
- Bad Heilbrunner Schlechtwetter Kräutertee
- Bad Heilbrunner Salbeitee

Salbeibonbons aus dem Handel

Früher musste man grundsätzlich davon abraten, Kräuterbonbons zu lutschen, da sie in der Regel große Mengen an Zucker enthielten. Das Zuckerproblem ist heute meist gelöst. Inwieweit allerdings die zugeführten Zuckerersatzstoffe schädlich sein können, wird unter Wissenschaftlern immer noch heftig diskutiert. Im Übermaß genossen, können sie jedenfalls zu Durchfall führen.

Salbei wird sehr vielen Präparaten zugesetzt. Die Liste in diesem Ratgeber erhebt daher keinen Anspruch auf Vollständigkeit, es handelt sich vielmehr um eine Auswahl von bekannteren Produkten, die Salbei enthalten.

Homöopathische Pflanzenpräparate lassen sich nicht mit denselben wissenschaftlichen Maßstäben messen wie phytotherapeutische Zubereitungen. Der Grund: Bei ihnen geht es weniger um die konkrete biochemische Wirkung von Heilpflanzen als vielmehr darum, was sie – in meistens starker Verdünnung – im menschlichen Individuum für Reaktionen auslösen.

▶ Dallmanns Salbeibonbons mit oder ohne Vitamin C
Der Zusatz von Vitamin C hört sich immer gut an, er ist jedoch in der Regel wirkungslos. Besser ist, man trinkt ein Glas Grapefruit- oder Orangensaft und spült danach mit Salbeiöl oder einem anderen Salbeiextrakt.

▶ Ricola Schweizer Kräuterbonbons Eukalyptus-Menthol
Der Salbei ist hier nur eines von vielen Kräutern, in erster Linie wird auf die Wirkung der ätherischen Eukalyptusöle gesetzt.

▶ Ricola Schweizer Kräuterzucker
Der Salbei ist hier nur ein Kraut von vielen. Der gesundheitliche Wert von Zuckerzubereitungen muss grundsätzlich bezweifelt werden.

Salbeisäfte aus dem Handel

▶ Florabio naturreiner Heilpflanzensaft Salbei
Dabei handelt es sich um Presssaft aus frischem Salbeikraut – ein höchst wirksames Heilmittel bei übermäßiger Schweißbildung und Verdauungsstörungen, das auch als Mineral- und Vitaminversorger taugt. Dosierung: 2-mal täglich vor den Mahlzeiten 1 Esslöffel.

Salben, Sprays und Bäder mit Salbei

Salbeisalben aus dem Handel

▶ Pernionin N-Salbe
Ein Kombipräparat aus Methylsalizylat und Salbeiöl. Kein reines Pflanzenheilmittel! Angezeigt bei Frostbeulen.
Info Aufgrund des Salizylatgehalts keine Anwendung bei Säuglingen, Kleinkindern, Schwangeren sowie Patienten mit Asthma und vorgeschädigten Nieren!

Salbeisprays

Sprays haben grundsätzlich den Vorteil, dass sie recht leicht in der Handhabung sind und sich gut verteilen. Ob sie bei der Therapie von Mund- und Rachenerkrankungen allerdings wirkungsvoller sind als die herkömmlichen Spülungen, muss bezweifelt werden – in jedem Fall aber sind sie in der Regel teurer.

▶ Japanisches Pflanzenöl-Halsspray (Plosspharma)
Spray, in dem der Salbei eine Heilpflanze von vielen ist.
▶ Echinacea comp., Essenz
Sprühflüssigkeit, in der der Salbei ein Bestandteil von vielen ist. Dieses homöopathische Präparat wird von Naturärzten gerne verschrieben bei Beschwerden im Mund-Rachen-Bereich.

Salbeibäder aus dem Handel

Der Wert von Rheumabädern, in denen zahlreiche Kräuter zusammengemischt werden, muss grundsätzlich bezweifelt werden. Erstens ist zu wenig über die Wechselwirkungen der einzelnen Heilpflanzen bekannt, zweitens dringen die ätherischen Öle bei äußerlicher Anwendung nicht in die tieferen Hautschichten ein, wo sie bei rheumatischen Erkrankungen gebraucht werden. Der schmerzstillende Effekt der Bäder kommt wohl in erster Linie durch die Wärme des Bades und die Hautreizung durch die Kräuteröle zustande. Er hält jedoch nur kurz an.
▶ Rheumaölbad von Abtei
▶ Kneipp Rheuma-Stoffwechsel-Bad
Eine Kombination von Cumarin mit den Ölen von Pfefferminze, Kümmel, Salbei und Thymian. Hier wird weniger auf den schmerzhemmenden Effekt gesetzt als auf die Wirkung auf den Stoffwechsel.

Weniger ein Heilmittel als ein Kosmetikum sind Aromapflegebäder mit ätherischem Salbeiöl, die z. B. von Nivea im Handel sind. Neben der entspannenden Wirkung des warmen Badewassers und des angenehmen Kräuterdufts sind hauptsächlich die hochwertigen Pflanzenöle hautpflegend.

Therapeutika gegen viele Beschwerden

Salbeitherapeutika für Mund-, Rachen- und Halsbeschwerden

▶ Aperisan Gel
Wirkungsvolles Monopräparat aus Salbei. Gels haben grundsätzlich bei Mundproblemen den Vorteil, dass sie nicht so leicht mit dem Speichel fortgespült werden. Aufgrund des Gehalts an Propylenglykol ist eine lokale Schleimhautreizung möglich.
▶ Abtei Hustentropfen
▶ Parodontal F5 med Lösung
Eine bunte Mischung aus synthetischen Schmerz- und Entzündungshemmern mit zahlreichen Pflanzenextrakten. Kommentar der Stiftung Warentest: nicht sinnvoll zusammengesetzt.

▶ Parodontal-Mundsalbe
Enthält neben den Extrakten von Kamille und Salbei das lokale Schmerzmittel Lidocain. Kein reines Pflanzenheilmittel!
▶ Polypharm-Zahnungsgel N
Zur Behandlung von Zahnungsbeschwerden bei Babys. Enthält neben Salbeiextrakt das lokale Synthetikschmerzmittel Lidocain und ist daher kein rein pflanzliches Präparat.
▶ Salus Salbei-Tropfen
Monopräparat aus Salbei. Kann auch zur innerlichen Behandlung von Darmbeschwerden eingesetzt werden.
▶ Salviathymol N
Enthält zahlreiche unterschiedliche Pflanzenöle. Der Name »Salviathymol« erweckt einen falschen Eindruck. Salbei- und Thymianöl sind nur zwei Bestandteile von vielen, dominierend sind vielmehr die Öle von Nelke, Fenchel und Anis.
▶ Paradenton-Zahnfleischpinselung
Österreichisches Präparat, das alkoholische Auszüge aus Salbei, Myrrhe und Kamillenblüten sowie den Gerbstoff Tannin enthält.
▶ Viru-Salvysat
Zur Verhinderung des akuten Herpes-simplex-Rückfalls (Bläschenstadium von Lippenherpes). Dieses leimige Salbeimonopräparat setzt auf die antibiotischen Eigenschaften der Pflanze gegenüber Herpesviren. Es wird äußerlich aufgetragen und sollte möglichst bereits bei den ersten Anzeichen von Lippenherpes eingesetzt werden.

Grundsätzlich können alle flüssigen Salbeizubereitungen, die für die Behandlung von übermäßigem Schweiß gedacht sind, auch zur Therapie von Mund- und Rachenentzündungen sowie von Darmproblemen herangezogen werden.

Salbeiantihidrotika (schweißhemmende Mittel)

▶ Sweatosan N
Monopräparat aus Salbeiextrakt in Form von Dragees zum Einnehmen. Es enthält allerdings zusätzlich noch zahlreiche Hilfsstoffe wie Zucker, Glukose, Gelatine und Farbstoffe.
▶ Buchol Salbeikapseln
Monopräparat. Enthält 100 Millligramm Salbeiöl auf eine Kapsel.
▶ Salbei Curarina Tropfen
Monopräparat. Kann nicht nur bei Hyperhidrosis, sondern auch bei Mund- und Rachenproblemen eingesetzt werden.

▶ Salvysat Bürger Dragées und Lösung
Monopräparat. Lösung kann nicht nur bei Hyperhidrosis, sondern auch bei Mund- und Rachenproblemen eingesetzt werden. Dragées enthalten viele Hilfsstoffe wie Zucker, Rizinusöl und Farbstoffe.

▶ Hidrosis-Gastreu N 32
Homöopathisches Salbeipräparat. Enthält neben Salbei noch einige andere homöopathische Potenzen.

▶ Infi-Jaborandi-Tropfen
Homöopathisches Salbeipräparat. Enthält neben Salbei noch einige andere homöopathische Potenzen.

Salbeipräparate gegen Darmbeschwerden

Als Bitterstoffpflanze wird Salbei auch mitunter den Medikamenten zur Behandlung von Darm- und Verdauungsbeschwerden zugesetzt. Seine Dosierung ist jedoch in der Regel gering.

▶ Carvomin wern
Kombipräparat aus Kalmus, Angelika, Schöllkraut, Kardobenediktenkraut, Pfefferminze und Salbei. Kann möglicherweise bei Blähungen helfen, ansonsten ist es aber wegen der aufgrund ihrer Vielzahl reduzierten Wirkungen der Einzelpflanzen eher als chancenarm einzustufen.

Salbei ist ein wirkungsvolles Heilmittel für den Darmbereich. In den handelsüblichen Präparaten gegen Darmbeschwerden wird er jedoch recht selten eingesetzt, die Hersteller setzen hier auf »Darmklassiker« wie Angelika, Kalmus, Kümmel und Pfefferminze.

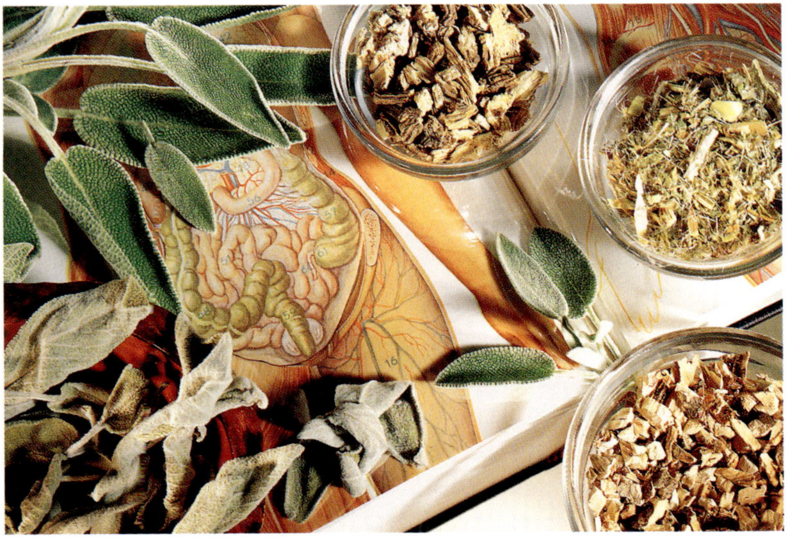

Wirkungsvoller als Kombipräparate bei Darmproblemen ist wohl eher Salbeitee, der entzündliche Vorgänge stoppen kann und den gereizten Verdauungstrakt beruhigt.

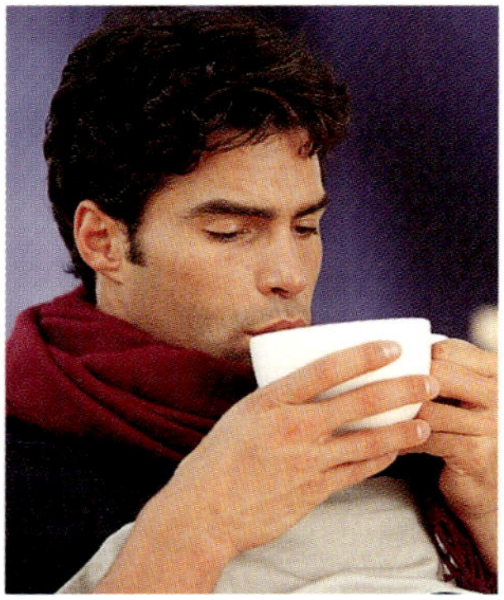

Salbeitee ist das ideale Getränk bei vielen Beschwerden.

Mit Salbei heilen von A bis Z

Akne (Acne vulgaris)

Symptome

Zunächst bilden sich Mitesser mit schwarzem Punkt, die sich entzünden und zu großen, eitergefüllten Pickeln auswachsen. Betroffen sind vor allem Gesicht, Brust und Rücken.
Bei unsachgemäßer Behandlung kommt es leicht zu Entzündungen und weiterer Ausdehnung der betroffenen Hautareale. Eine starke Akne kann kleine, kraterförmige Narben hinterlassen.

So hilft Salbei

Salbei wirkt desinfizierend, außerdem reguliert er die Drüsen der Haut. Dadurch stabilisiert er das Hautmilieu.
Anwendung: Bei Akne sollte Salbei regelmäßig und am besten innerlich und äußerlich zur Anwendung kommen: Betupfen Sie Ihre Gesichtshaut täglich 2-mal (morgens und abends) mit Salbeitinktur. Die Inhaltsstoffe der Tinktur wirken desinfizierend. Trinken Sie außerdem täglich 2 bis 3 Tassen Salbeitee. Dieser Tee wirkt regulierend auf die Drüsen in der Haut und sorgt dadurch insgesamt für ein gesünderes Hautmilieu.

Süßigkeiten und andere zuckerreiche Speisen spielen bei der Akne entgegen der landläufigen Meinung keine große Rolle. Wichtiger sind die genetischen Voraussetzungen. Die Wahrscheinlichkeit, dass ein Kind an Akne erkrankt, wenn beide Eltern eine Akne durchgemacht haben, liegt bei 50 Prozent.

Weitere Maßnahmen

- Sorgfältige Hygiene dient der Schadensbegrenzung. Wechseln Sie Waschlappen und Handtücher häufig.
- »Druckreife« Pickel nur von einer Kosmetikerin ausdrücken lassen. Pickel im Schläfen- oder Halsbereich dürfen überhaupt nicht ausgedrückt werden, da es hierbei zu gefährlichen Keimausstreuungen ins Körperinnere kommen kann. Zur anschließenden Desinfektion eignet sich Salbeitinktur.

Angina pectoris

Symptome

Engegefühl in Brust und Hals, pochender Schmerz, der bis in den linken Arm ausstrahlt, Angstgefühle: Die Symptome der Angina pectoris ähneln denen eines Herzinfarkts, sie ähneln aber auch vielen Krankheiten im Brust- und Schulterbereich, die eher harmlos sind. Die »Brustenge« ist daher kein Grund zur Panik, dennoch muss ihre Ursache in jedem Fall vom Facharzt abgeklärt werden.

Achtung: Angina pectoris ist ein deutliches Zeichen für eine ernste und fortgeschrittene Erkrankung des Herzes. Sie ist daher ein Fall für den Arzt; die Hausapotheke darf nur unterstützend oder vorbeugend angewandt werden!

So hilft Rotwurzelsalbei

In der chinesischen Medizin gehört Rotwurzelsalbei bei Angina pectoris zu den Mitteln der ersten Wahl, wenn es um die langfristige Behandlung von Angina pectoris geht. Seine Inhaltsstoffe stärken den Herzmuskel und verbessern die dortige Durchblutungssituation.
Anwendung: Die Anwendung erfolgt als Dekokt (Abkochung); Zubereitung siehe Seite 46. Bereiten Sie sich schon am Morgen 1 Liter davon zu, der dann über den Tag verteilt in kleinen Portionen getrunken werden sollte.

Weitere Maßnahmen

- Bei akuter Brustenge: Ein 15-minütiges heißes Fußbad mit anschließender kühler Abwaschung hilft bei akuter Brustenge.
- Auch heiße Armumschläge haben sich bewährt.
- Heiße und trockene Tücher oder Heizkissen auf die Herzgegend können ebenfalls die Beschwerden lindern, da ihre Wärme die verkrampften Blutgefäße wieder weiter stellt.

Ausdauersportarten sind zur längerfristigen Behandlung sinnvoll: Joggen, Walking, Radfahren und Schwimmen kräftigen den Herzmuskel und senken die Dauerpulsfrequenz. Sollte es jedoch zu Beschwerden kommen, ist die jeweilige sportliche Tätigkeit sofort zu unterbrechen.

Aphthen (Mundgeschwüre)

Symptome

Aphthen zeigen sich als weiße Flecken in der Mundschleimhaut, die von einem roten, entzündeten Rand umgeben sind. Sie können beim Essen starke Schmerzen verursachen und befinden sich vor allem an den Innenseiten der Wangen, auf der Zunge und am Gaumen.

So hilft Salbei

Salbei zählt zu den Heilpflanzen mit ausgesprochen starken antibiotischen sowie entzündungs- und schmerzhemmenden Wirkungen auf die Schleimhäute. Darüber hinaus fördert er die Wundheilung.

Anwendung: Bereiten Sie sich eine Spüllösung aus 3 Tropfen Salbeiöl und 100 Milliliter Wasser. Spülen Sie mit dieser Lösung mehrmals am Tag für mindestens 3 Minuten. Besonders stark schmerzende Stellen werden 1-mal täglich mit einem Wattebausch betupft, der in reines Salbeiöl getaucht wurde.

Die Mundschleimhaut besitzt enge Verflechtungen mit unserer Psyche. Als erwiesen gilt, dass ständiger Stress, gepaart mit Ängsten und Aggressionen, die Mundschleimhaut trockener und dadurch anfälliger für Infektionskrankheiten und Entzündungen macht.

Weitere Maßnahmen

Stets wiederkehrende Aphthen sind Zeichen einer geschwächten Immunabwehr in der Mundschleimhaut. Sie können die dortige Immunabwehr gezielt durch Echinaceasprays aus der Apotheke stärken (einigen von ihnen ist auch Salbei zugesetzt).

Blähungen

Symptome

Es handelt sich um Lufteinschlüsse im Darm, die den Unterleib ballonartig auftreiben und unangenehm riechend aus dem After entweichen können, verursacht durch blähende Speisen wie etwa Hülsenfrüchte oder Kohl, zu hastiges Essen oder Bewegungsmangel.

Bevor es zu den peinlichen »Winden« kommt, treten häufig länger anhaltende, kolikartige Bauchschmerzen auf. Säuglinge und Kleinkinder sind besonders häufig davon betroffen.

Wie Salbei auf den Darm wirkt

- Als Bitterstoffpflanze verbessert Salbei insgesamt alle Verdauungsfunktionen.
- Er lindert Reizzustände der Darmschleimhaut effektiv.
- Salbei entspannt die verkrampfte Darmmuskulatur.
- Seine Gerbstoffe machen die Darmschleimhaut robuster und wirken entzündungshemmend.

So hilft Salbei

Die Anwendung von Salbeitee ist wenig sinnvoll, da seine Bitterstoffe im Teeaufguss nur geringfügig gelöst werden. Besser helfen hier Tinktur oder Salbeiöl.

Anwendung: Nehmen Sie täglich zu allen Mahlzeiten entweder 3 Tropfen Salbeiöl (aus den handelsüblichen Tröpfchenzählflaschen) oder 10 Tropfen Salbeitinktur.

Weitere Maßnahmen

▶ Lassen Sie sich beim Essen Zeit. Schlingen Sie nicht, Finger weg von Fastfood!

▶ Kümmel ist nicht nur ein bewährtes Heilmittel bei Blähungen, sondern auch ein wohlschmeckendes Gewürz. Klassische »Blähtreiber« wie etwa Sauerkraut, Rosen- und Wirsingkohl schmecken pikant, wenn man sie mit Kümmel würzt.

▶ Manche Gemüsesorten, z. B. Rosenkohl, verlieren ihren aufblähenden Charakter, wenn sie vor der Zubereitung eingefroren werden.

▶ Achten Sie auf regelmäßige Nahrungsaufnahmen: Lieber vier bis fünf kleinere Mahlzeiten am Tag als zwei bis drei größere. Vermeiden Sie vor allem warmes und fettreiches Essen am Abend.

▶ Ausreichend körperliche Bewegung hilft ebenfalls, Blähungen zu vermeiden und die Verdauung in Schwung zu bringen.

Wichtig: Gehen Sie zum Arzt, wenn sich die Blähungen trotz eingeleiteter Maßnahmen nicht bessern oder so stark sind, dass sie den Bauch ballonartig und schmerzhaft auftreiben. Hier können möglicherweise ernsthafte Krankheiten des Verdauungstrakts vorliegen.

Bluthochdruck (Hypertonie)

Symptome

Man spricht von erhöhtem Blutdruck oder Hypertonie, wenn bei drei oder mehr Arztbesuchen mehr als 160/95 mmHg auf dem Blutdruckmessgerät angezeigt wurden. Das Problem am Bluthochdruck ist, dass er sich kaum bemerkbar macht, also zu den schleichenden Erkrankungen gehört. Nur selten äußert er sich bereits frühzeitig in Beschwerden wie Schwindel, Schlafstörungen, Atemnot oder Leistungsabfall; wenn man erst einmal die Folgen von jahrzehntelangem Bluthochdruck spürt, sind meistens schon irreparable Schäden an Herz, Nieren, Gehirn oder Augen aufgetreten.

So hilft Salbei

Salbei konnte im Labor Blutdrucksenkungen von bis zu 20 Prozent erzielen, der Effekt hält etwa drei Stunden lang an. Verantwortlich dafür sind wahrscheinlich seine ätherischen Öle, die wohl über ihren Einfluss auf das vegetative Nervensystem die Blutgefäße entspannen.
Anwendung: Würzen Sie häufiger Ihre Speisen mit Salbei. Trinken Sie zum Mittag- und Abendessen jeweils 1 Tasse Salbeitee.

Trinken Sie bei Problemem mit dem Blutdruck Alkohol nur in Maßen: Von allen alkoholischen Getränken sollten Sie allenfalls den Rotwein bevorzugen, denn der hat erwiesenermaßen schützende Effekte auf die Blutgefäße. Treiben Sie regelmäßig Sport, am besten Ausdauersportarten wie Joggen, Radfahren und Schwimmen.

Weitere Maßnahmen

▶ Ersetzen Sie Ihren morgendlichen Kaffee durch grünen Tee. Von ihm sind blutdrucksenkende Effekte bekannt.
▶ Überprüfen Sie Ihren Lebensstil: Sind Sie der Lastesel, der immer meint, alles Übel der Welt würde sich nur auf seinen Schultern wiederfinden? Leben Sie stets mit der Angst, von anderen überholt, ignoriert oder reingelegt zu werden? Setzen Sie sich andauernd unter Leistungsdruck, selbst in der Freizeit? Überprüfen Sie, ob Sie Ihr Leben nicht entspannter gestalten können, mit weniger Zeit- und Leistungsdruck, mit weniger Neid und Konflikten.
▶ Schrauben Sie Ihren Fleischkonsum zurück: Vegetarier haben im Durchschnitt einen um 15 mmHg niedrigeren Blutdruck.

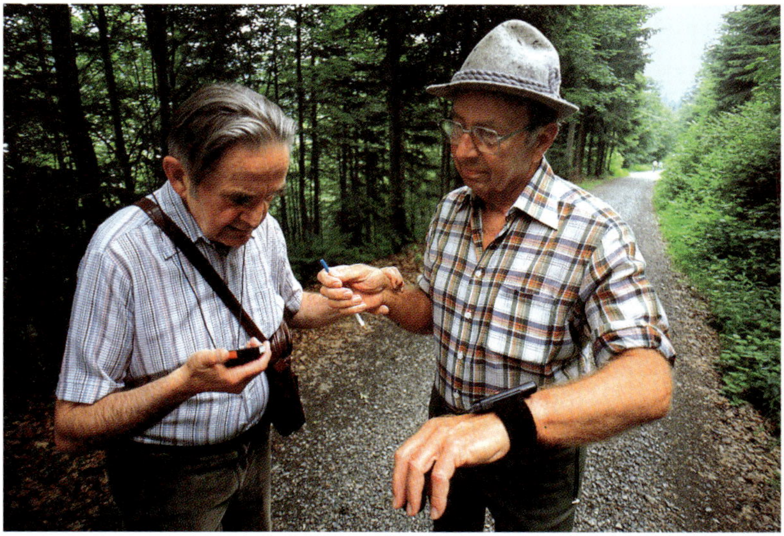

Neben Salbei enthalten beispielsweise auch Knoblauch, Zitrone und Mais Wirkstoffe, die den Blutdruck senken. Wichtig ist in jedem Fall, den Blutdruck regelmäßig zu kontrollieren, um Veränderungen frühzeitig festzustellen.

Diabetes mellitus (Zuckerkrankheit)

Symptome

Typisch sind starker Durst, deutlicher Gewichtsverlust, das Ausscheiden großer Harnmengen und eine erhöhte Infektionsanfälligkeit. Im fortgeschrittenen Stadium kann es zu Kribbeln in den unteren Gliedmaßen kommen, das sich nachts verschlimmert. Zu den möglichen Spätschäden gehören Erkrankungen von Blutgefäßen, Augen und Nieren. Die Herzinfarktquote ist bei Diabetikern deutlich erhöht.

So hilft Muskatellersalbei

Muskatellersalbei wird in Israel schon länger zur Behandlung von Diabetes mellitus eingesetzt. Seine blutzuckersenkenden Wirkungen konnten im Labor eindrucksvoll bestätigt werden. Demzufolge senkt Muskatellersalbei den Blutzuckerwert nicht durch einen Eingriff in den Stoffwechsel, sondern indem er bereits im Darm den Übertritt von großen Zuckermengen in den Blutkreislauf verhindert.
Anwendung: Trinken Sie täglich jeweils 1 Tasse Muskatellersalbeitee zu den Hauptmahlzeiten. Die Zubereitung erfolgt nach demselben Muster wie die des Gartensalbeiteeaufgusses (siehe Seite 41).

Da Diabetes mellitus weder Fieber noch Schmerzen verursacht, bleibt die Erkrankung besonders bei älteren Menschen oft längere Zeit unbemerkt. Deshalb sollte auch bei nur leichten Beeinträchtigungen des Wohlbefindens eine Blut- und Harnuntersuchung gemacht werden.

Weitere Maßnahmen

▶ Gesunde Ernährung und mehr Bewegung: Regel Nummer eins für eine diabetikergerechte Ernährung ist, die Energieaufnahme durch die Nahrung zu reduzieren und den Energieverbrauch durch sportliche Bewegung zu erhöhen. Dies bedeutet konkret: mehr Ballaststoffe, mehr komplexe Kohlenhydrate aus Obst und Gemüse, weniger tierische Fette, weniger (am besten gar keine) Süßigkeiten, weniger Alkohol, mindestens zweimal die Woche Sport! Die Sportart sollte den Muskelaufbau fördern, da Muskelzellen zu den größten »Energieverschwendern« im Körper gehören.

▶ Diabetes mellitus kann auch zu Hautveränderungen wie z. B. einer Furunkulose führen. Deshalb ist zur Vorbeugung eine besonders sorgfältige Körperpflege mit Reinigungspräparaten, die den Säureschutzmantel schonen, und rückfettenden Lotionen wichtig.

▶ Auf den so genannten glykämischen Index achten: Kohlenhydrathaltige Nahrungsmittel werden im Verdauungstrakt unterschiedlich schnell verdaut und resorbiert; dementsprechend unterschiedlich sind auch ihre Wirkungen auf den Organismus.

Nicht nur beim Muskatellersalbei konnten blutzuckersenkende Wirkungen beobachtet werden, sondern auch beim Gartensalbei. Der Muskatellersalbei hat allerdings in der Diabetesbehandlung bereits eine gewisse Tradition.

Die Rolle des glykämischen Index

Ein Beispiel für die unterschiedliche Verwertung von Nahrungsmitteln durch den Organismus: So lässt etwa Schokolade mit seinen einfachen Kohlenhydraten den Blutzuckerspiegel sehr schnell ansteigen, während etwa Müsli mit seinen komplexen Kohlenhydraten zu einem eher langsamen Blutzuckeranstieg führt. Maßzahl für die Wirkung eines Nahrungsmittels auf den Blutzuckerwert ist der glykämische Index (GI). Es handelt sich dabei um einen Prozentwert, bezogen auf ein bestimmtes Nahrungsmittel (meistens Weißbrot, Traubenzucker oder andere Nahrungsmittel mit viel Einfachzucker), dessen Wert auf 100 gesetzt wurde. Ein hoher GI von über 60 Prozent steht für einen schnellen und hohen Blutzuckeranstieg und bedeutet damit für den Insulinapparat eines Diabetikers ein ernsthaftes Problem. Demgegenüber steht ein geringer GI unter 40 Prozent für einen allmählichen Blutzuckeranstieg, der keine übergroßen Anstrengungen vom Insulinapparat verlangt. Lebensmittel mit geringem GI sind daher für den Diabetiker ein Nahrungsmittel der ersten Wahl.

GI-Werte ausgewählter Lebensmittel

▶ **GI zwischen 80 und 100 Prozent** (für den Diabetiker nicht geeignet): Schokolade, Weißbrot, Knäckebrot, Kartoffeln, Kartoffelpüree, Zuckermais, Cornflakes, Bier

▶ **GI zwischen 60 und 80 Prozent** (für den Diabetiker bedingt geeignet): Vollkornbrot, Kartoffelchips, Naturreis, Bananen, Haferflocken, Graubrot

▶ **GI zwischen 40 und 60 Prozent** (für den Diabetiker geeignet): Joghurt, Milch, Erbsen, Bohnen, Äpfel, Spaghetti, Orangen, Orangensaft

▶ **GI zwischen 20 und 40 Prozent** (für den Diabetiker ideal): Erdnüsse, Frischkornmüsli, Linsen

▶ Achtung: GI-Werte sind nicht BE (Broteinheiten = Kohlenhydratgehalt)

Durchfallerkrankungen

Symptome

Wässriger Stuhl, starker Stuhldrang und heftige Unterleibskrämpfe – wenn der Durchfall auch von Erbrechen begleitet ist und länger als 24 Stunden anhält, muss unbedingt ein Arzt zurate gezogen werden.

So hilft Salbei

Salbei entspannt die gereizten Darmmuskeln, seine Gerbstoffe geben der Darmschleimhaut einen natürlichen Schutz. Außerdem verfügt er über antibiotische Substanzen, die auch Escherichia coli (Kolibakterien) angreifen – dieser Erreger gehört mit seinen giftigen Ausscheidungen zu den Hauptauslösern von vielen Durchfallerkrankungen.
Anwendung: Am besten hilft die Salbeitinktur. Nehmen Sie im Abstand von 2 Stunden jeweils 15 Tropfen ein, am besten verdünnt mit 3 Teilen Wasser oder Tee. Nach 24 Stunden reduzieren Sie die Dosis auf 3-mal 15 Tropfen pro Tag.
Durchfallhemmend wirkt auch Apfelbrei mit Salbei:
Zutaten: 2 bis 3 süßsaure Äpfel (z. B. Jonagold), 1 TL Honig, 1 TL zerkleinerte Salbeiblätter, 1 EL Butter, 1 Messerspitze edelsüßer Paprika
Zubereitung: Die Äpfel schälen, entkernen, klein schneiden und mit einer kleinen Menge Wasser zu Brei zerkochen. Honig, Salbei und Butter einrühren, mit Paprika abschmecken und etwa 10 Minuten lang ziehen lassen.
Info Apfelbrei mit Salbei hilft nicht nur gegen Durchfall, er kann auch ganz normal zu Enten- oder Gänsebraten serviert werden.

Als Therapeutikum für Darmerkrankungen wird der Salbei auch von Naturmedizinern immer wieder unterschätzt. Dabei verfügt er über ein Wirkstoffprofil, das mit seiner ausgewogenen Mischung aus antibiotischen, entzündungshemmenden, krampflösenden und schleimhautstabilisierenden Substanzen zur Heilung von Darmproblemen kaum besser aufgebaut sein könnte.

Weitere Maßnahmen

▶ Reisedurchfall bringt große Verluste an Wasser und Mineralien mit sich. Sie müssen daher unbedingt viel trinken, also mindestens 3, besser 4 Liter Mineralwasser pro Tag.
▶ In sehr starken Fällen empfiehlt sich die Einnahme von Mineralpräparaten aus der Apotheke.
▶ Die Nahrungsaufnahme sollte auf wenige Scheiben Zwieback und ein paar Salzstangen reduziert werden.

Erkältungskrankheiten

Erkältung und Grippe sind nicht identisch. Die »echte« Grippe ist wesentlich gefährlicher und zeigt ein intensiveres Beschwerdebild und ein höheres Fieber als eine Erkältung. Es gibt aber viele Virusarten, die sowohl eine Erkältung als auch eine Grippe hervorrufen können.

Symptome

Typisch sind eine tropfende Nase, Niesen, leichte Hals- und Rachenschmerzen, gelegentlich kommt es auch zu leichtem Husten. Verstärken sich diese Symptome und kommt es darüber hinaus noch zu Fieber, spricht man von einem grippalen Infekt.

So hilft Salbei

Salbei wirkt antibiotisch auf viele der Parasiten, die sich in unseren Atemwegen festsetzen können. Darüber hinaus hilft er gegen typische Schnupfensymptome wie Husten, Heiserkeit und Halskratzen.
Anwendung: Mischen Sie Kamillentinktur und Salbeitinktur zu gleichen Teilen. Dann geben Sie etwa 20 Tropfen in 1 Glas warmes Wasser. Gurgeln Sie mit dieser Mischung mehrmals täglich für mindestens 1 Minute. Diese Behandlung hilft gegen Heiserkeit und Halskratzen.
Zur Behandlung der Atemwege empfehlen sich Inhalationen mit Salbeiöl. Geben Sie dazu 4 Tropfen auf einen Topf (etwa 1 bis 1,5 Liter) heißes, dampfendes Wasser. Legen Sie ein Handtuch über den Kopf. Atmen Sie tief und langsam ein und aus, jeweils abwechselnd ein paar Atemzüge durch den Mund und durch die Nase.

Weitere Maßnahmen

Im Handel sind auch Salbeibonbons gegen Erkältungen erhältlich. Sie sind vor allem dann wirksam, wenn es zu starker Heiserkeit gekommen ist und es darum geht, die Stimmbänder zu »schmieren«.

- Der Schleim muss hinaus: Schnäuzen Sie in ein Taschentuch, indem Sie ein Nasenloch zuhalten und das andere entleeren.
- Ganz wichtig: Beim Niesreiz den Mut zum lauten »Hatschi!« haben. Viele Schnupfenkranke niesen nach innen, indem sie sich schamhaft die Nasenlöcher zuhalten. Dadurch entsteht ein deutlicher Überdruck, der bis in die Ohren hinaufzieht. Außerdem kann es sein, dass der Schleim in die Nebenhöhlen gepumpt wird und dort eventuell für schwere Entzündungen sorgt.
- Der Wasserbedarf ist bei Erkältungskrankheiten deutlich erhöht. Trinken Sie viel und regelmäßig, also auch dann, wenn Sie keinen Durst haben. Am besten eignen sich Tees oder ein Gemisch aus stillem Mineralwasser und Fruchtsaft (Verhältnis 4 : 1).

Frostbeulen

Symptome

Frostbeulen zeigen sich als rötliche oder bläuliche Hautverfärbung, die schließlich teigig anschwillt und sich zu einem schmerzhaften Knoten auswachsen kann.

So hilft Salbeiöl

Frostbeulen sind ein Schutzmechanismus unseres Körpers. Wenn es kalt wird, drosselt er an besonders exponierten Stellen (Füße, Hände, Nase) die Hautdurchblutung, um seine Temperatur besser halten zu können. Längerfristige Blutdrosselung bewirkt einen Sauerstoffmangel im Gewebe, der schließlich zu Frostbeulen, im schlimmsten Fall zu akuten Erfrierungen mit kompletter Gewebezerstörung führt.
Salbeiöl kann die Durchblutung und dadurch die Sauerstoffversorgung im betroffenen Hautgewebe verbessern. Darüber hinaus ist es ein wirksames Wundheilmittel.
Anwendung: Bestreichen Sie die betroffenen Stellen mehrmals täglich vorsichtig mit einem Wattebausch, der mit unverdünntem Salbeiöl getränkt wurde.
Eine noch bessere Wirksamkeit erzielen Sie, wenn Sie die Frostbeulen mit Salbeisalbe auf Öl-, Butter- und Wachsbasis bestreichen. Diese können Sie selbst herstellen (Rezept siehe Seite 44). Oder Sie verwenden ein im Handel erhältliches Salbenprodukt (Pernionin N-Salbe); es enthält neben Salbeiöl das hautaufweichende Mittel Methylsalizylat.

Die Frostbeulen tragen eigentlich einen falschen Namen. Denn am häufigsten entstehen sie bei nasskaltem Wetter mit Temperaturen von 1 bis 4 °C über Null. Besonders gefährdet sind Frauen; etwa jede dritte Frau erleidet im Winter mindestens einmal Frostbeulen, weil sie sich nicht witterungsgerecht kleidet.

Weitere Maßnahmen

- Die betroffenen Stellen dürfen nur langsam erwärmt werden: Zunächst die Haut sanft mit rauen, trockenen Tüchern abreiben und für intensive körperliche Bewegung sorgen. Warme oder Wechselbäder kommen erst infrage, wenn eine leichte Erwärmung eingetreten ist!
- Baden Sie die erkrankten Stellen für 3 Minuten in einer Schüssel mit warmem Wasser (etwa 38 °C), dann für 20 Sekunden in kaltem Wasser. Wiederholen Sie dieses Wechselbad im Akutstadium der Frostbeulen mindestens 2-mal pro Tag.

Furunkel

Symptome

Furunkel sind Entzündungen des Haarbalgs und zeigen sich als haselnuss- bis pflaumengroße Knoten in der Haut. Im Unterschied zu Aknepusteln liegen sie recht tief im Gewebe, lediglich ihr Eiterpfropf gelangt nach einer gewissen Zeit an die Oberfläche.

Achtung: Mit Furunkeln in der Gesichtsregion müssen Sie unbedingt den Arzt aufsuchen, quetschen Sie keinesfalls an ihnen herum! Denn zwischen dem Venensystem dieser Hautbezirke und den Blutadern im Schädelinneren bestehen direkte Verbindungen, durch die sich die Entzündungen umgehend in das Gehirn verlagern können.

So hilft Salbei

Bei Furunkeln gelangen Bakterien über feine Haarkanäle nach unten zum Haarbalg, sie dringen also auch in tiefere Hautschichten vor. Salbei wirkt antibiotisch auf die meisten der für Furunkel typischen Bakterien, außerdem wirkt er entzündungshemmend, so dass die Schmerzen deutlich gelindert werden. Wenn der Heilungsprozess gute Fortschritte macht, wird der Furunkel »reif«. Er verliert dann deutlich an Spannung, nur in der Mitte zeigt sich noch ein heller Eiterkopf, der schließlich problemlos (nachdem man ihn mit einer desinfizierten Nadel angestochen hat) ausgedrückt werden kann.
Anwendung: Gut bewährt bei Furunkeln haben sich Salbeiumschläge aus frischen Blättern. Das Rezept finden Sie auf Seite 43. Sie sollten mindestens 1-mal pro Tag zum Einsatz kommen und mindestens 1 Stunde, besser 2 Stunden lang auf der Haut liegen bleiben.
Wer nicht die Zeit hat, sich für die Salbeiumschläge ruhig zu stellen, kann die Furunkel mehrmals täglich mit Salbeiöl oder einer Salbeicreme bestreichen.

Weitere Maßnahmen

Zur innerlichen Unterstützung der Salbeibehandlung eignen sich folgende homöopathische Produkte:
▶ Mysterica sebifera (Tropfen) D2 beschleunigt die »Reifung« der Geschwüre. Dosierung: 3-mal täglich 5 Tropfen.
▶ Sulfur Pentarkan S hilft bei hartnäckigen, schlecht heilenden Furunkeln. Dosierung: 2-mal täglich 1 Tablette.
▶ Hypericum D6 unterstützt den Heilungsverlauf, nachdem sich der Furunkel geöffnet hat. Dosierung: 3-mal täglich 1 Tablette.

Fußpilz

Symptome

Typisch sind Rötung und Schuppung an Fußsohlen oder zwischen den Zehen, mitunter kommt es zu einem unangenehmen Jucken.

So hilft Salbei

Die Gerbstoffe des Salbeis schützen die Fußhaut vor neuen Infektionen, indem sie die Haut »gerben«, also die Haut zusammenziehen und oberflächenhärter machen. Seine ätherischen Öle hemmen das Wachstum von vielen Hautpilzarten. Außerdem drosselt er die Schweißbildung und macht so den Pilzen das Leben schwer.

Anwendung: Nehmen Sie täglich 1 bis 2 Fußbäder nach folgendem Rezept: Geben Sie 5 Esslöffel Salbeiblätter in eine Wanne, die groß genug für Ihre Füße ist. Gießen Sie dann 2 Liter heißes Wasser über die Pflanzenteile. Wichtig ist, dass der Fuß bis zum unteren Knöchelrand mit Wasser bedeckt ist. Stellen Sie dann für etwa 10 Minuten Ihre Füße in die Wanne. Nach dem Bad die Füße gut abtrocknen.

Bei starkem Fußpilz empfiehlt es sich, die betroffenen Hautpartien direkt mit unverdünntem Salbeiöl zu bestreichen, am besten mit einem Wattestäbchen, das mit dem Öl getränkt wurde. Salbeiöl besitzt eine stärkere antibiotische Kraft als ein Salbeiblätteraufguss.

Fußpilz beeinträchtigt die Leistungsfähigkeit der von ihm befallenen Haut. Die Erreger der Wundrose beispielsweise, einer schmerzhaften Infektion der Hautlymphspalten, befallen vorzugsweise Hautpartien, die zuvor vom Fußpilz »eintrittsfähig« gemacht wurden. Er muss daher stets behandelt werden.

Weitere Maßnahmen

- Machen Sie dem Pilz das Leben schwer: Tragen Sie nur Schuhwerk, das eine Belüftung der Füße zulässt.
- Grundsätzlich empfiehlt sich bei Pilzerkrankungen, die Wäsche (beim Fußpilz vor allem die Socken) möglichst oft zu wechseln und gründlich zu waschen. Es ist allerdings nicht notwendig, sie beim Waschen unbedingt zu kochen, wie häufig behauptet wird. Eine Untersuchung der Hautklinik in Ludwigshafen brachte heraus, dass die Pilze – sofern Waschmittel benutzt wird – bereits bei Temperaturen von 60 °C keine Überlebenschance mehr haben. Die meisten von ihnen überstehen noch nicht einmal 30 °C. Voraussetzung ist allerdings, dass die Wäschestücke maschinell gereinigt werden.

Gallenblasenentzündung

Entzündungen der Gallenblase reagieren in der Regel gut auf pflanzliche Heilmittel. Dennoch sollte bei den beschriebenen Symptomen der Arzt aufgesucht werden, allein deshalb, um die Diagnose zu sichern. Er kann bei Bedarf Antibiotika verschreiben.

Symptome

Die Gallenblasenentzündung (Cholezystitis) zeigt sich im akuten Stadium durch Fieber, Schüttelfrost, vorübergehende Gelbsucht, Erbrechen und Schmerzen im rechten Oberbauch. Die chronische Gallenblasenentzündung verläuft in der Regel beschwerdefrei, kann aber zur Schrumpfgallenblase führen. Oft kommt es auch zu Gallensteinen.

So hilft Salbei

Salbei wird schon lange als so genanntes Cholagogum eingesetzt, um die Freisetzung und Ausscheidung von Galle aus der Gallenblase zu fördern. In der Erfahrungsmedizin wird immer wieder gerne auf diesen Effekt zurückgegriffen. Wissenschaftliche Studien können das bestätigen. Darüber hinaus sorgt die entzündungshemmende Wirkung von Salbei für eine spontane Abnahme der Schmerzen. Nicht zu vergessen seine antibiotischen Stoffe, die auch Escherichia coli angreifen, der zu den typischen Keimen in kranken Gallenwegen gehört.
Anwendung: Nehmen Sie täglich zu den Mahlzeiten 15 bis 20 Tropfen Salbeitinktur ein. Oder trinken Sie täglich 3 Tassen Salbeitee.

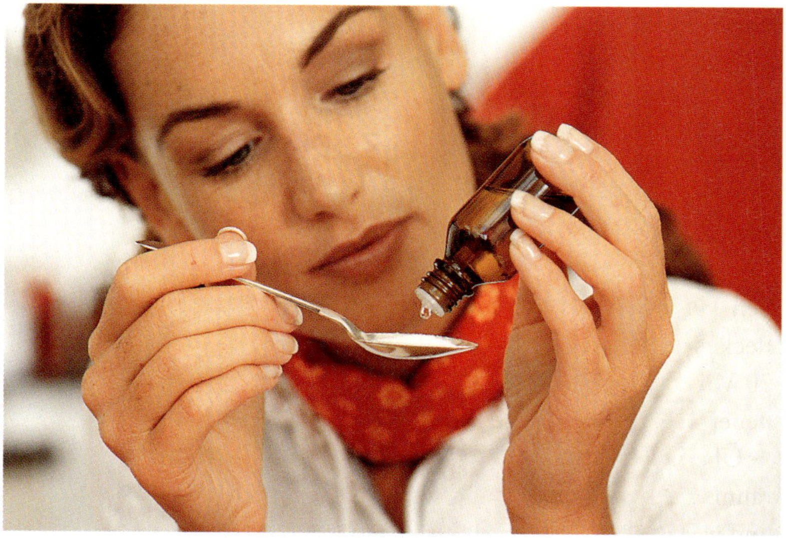

Da eine Gallenblasenentzündung gefährliche Krankheiten nach sich ziehen kann, ist es ratsam, Salbei in diesem Fall nur begleitend zu einer ärztlichen Therapie einzunehmen.

Halsentzündung

Symptome

Halsentzündung ist der etwas unpräzise Name für eine Entzündung der Rachenschleimhaut. Sie äußert sich in Trockenheit, Brennen, Sprach- und Schluckbeschwerden.

Halsschmerzen sind ein Fall für den Arzt, wenn folgende Begleitsymptome auftauchen:
- **Atembeschwerden**
- **Der Hals reagiert empfindlich auf Berührung**
- **Ohrenschmerzen**
- **Fieber über 39,5 °C**
- **Wenn Halsschmerzen und Heiserkeit länger als zwei Wochen andauern**
- **Wenn Sie Blut husten**

So hilft Salbei

Salbei gehört bei Halsentzündungen zu den Mitteln der ersten Wahl. Er wirkt antibiotisch gegen Keime, die oft an Halsinfektionen beteiligt sind, außerdem hemmt er Entzündungsprozesse.

Anwendung: Inhalationen mit Thymian und Salbei haben sich bei Halsentzündungen besonders bewährt. Mischen Sie dazu jeweils gleiche Teile der getrockneten Pflanzen zusammen, und übergießen Sie davon 4 Esslöffel in einer Schüssel mit 1 Liter heißem Wasser. Überdecken Sie Ihren Kopf, und atmen Sie die Dämpfe ein, wechselweise durch Mund und Nase. Dauer der Anwendung: 8 bis 10 Minuten. Inhalieren Sie 2-mal pro Tag.

Gurgeln mit Salbeiöl: Mischen Sie 3 bis 4 Tropfen Salbeiöl auf 100 Milliliter warmes Wasser. Gurgeln Sie mit dieser Mischung mindestens 3-mal pro Tag, und zwar jeweils für 3 Minuten.

Weitere Maßnahmen

- Schonen Sie Ihren Hals: Nehmen Sie hauptsächlich flüssige Nahrung zu sich, z. B. mäßig kalte Fruchtsäfte und stille Mineralwässer.
- Kalte Halswickel: Falten Sie ein Leinentuch (etwa 20 mal 60 Zentimeter) der Länge nach zusammen, und tauchen Sie es in kaltes Leitungswasser. Lassen Sie es abtropfen, dann wickeln Sie es locker um den Hals. Darüber legen Sie ein trockenes Handtuch, um Wasserflecken auf der Kleidung zu vermeiden. Dauer der Anwendung: 20 Minuten. Wenn der Wickel warm geworden ist, müssen Sie ihn erneuern. Wiederholen Sie die Anwendung 2-mal pro Tag.
- Überprüfen Sie die Luftfeuchtigkeit in Ihren Wohn- und Arbeitsräumen. Liegt sie unter 45 Prozent, trocknen Ihre Schleimhäute aus und werden anfälliger für Entzündungen.

Inhalationen reinigen die oberen Atemwege von Schleim und Ablagerungen. Sie dürfen allerdings nicht angewendet werden bei entzündlichen Hauterkrankungen, Augenbeschwerden und Herz-Kreislauf-Erkrankungen.

Husten

Symptome

Gönnen Sie sich nach der Inhalation etwas Ruhe. Kommen Sie vor allem nicht auf die Idee, direkt danach hinaus in die kalte Luft zu gehen – das würde Ihre frisch durchwärmten Bronchien wie ein Schlag treffen!

Es gibt unterschiedliche Hustenarten: Reizhusten zeigt sich durch ein Kribbeln im Hals und ist typisch für Empfindlichkeit gegenüber Kaltluft. Er kündigt oft eine nahende Erkältung an. Hüsteln oder Räuspern sind in der Regel psychosomatisch bedingt. Tief sitzender Husten mit Schleimauswurf zeigt dagegen eine ernsthafte Erkrankung der oberen Luftwege an. Kratzender und krampfartiger Husten kann beispielsweise auftreten bei asthmatischen Erkrankungen und Keuchhusten.

Anwendung: Inhalationen mit Salbei sind schmerzlindernd und schleimlösend. Bringen Sie dafür 3 bis 4 Liter Wasser in einem Topf zum Kochen. Dann fügen Sie 4 Tropfen Salbeiöl oder 15 Tropfen Salbeitinktur hinzu, schließlich zum Inhalieren in eine große Schüssel gießen. Das Gesicht über den Dampf halten und Kopf, Oberkörper und Schüssel mit einem Handtuch bedecken. Atmen Sie langsam und tief ein, wechselweise durch Mund und Nase; das Atmen muss angenehm sein, der Dampf darf nicht in Ihren Atemwegen oder auf der Haut brennen! Dauer der Anwendung: mindestens 8, höchstens 15 Minuten, 2-mal am Tag.

Husten kann ein Symptom für zahlreiche Erkrankungen sein. Gehen Sie zum Arzt:
- **▶ Wenn Sie einen farbigen (gelb, grün, rot) Auswurf abhusten**
- **▶ Sie starke Schmerzen beim Husten haben**
- **▶ Sich ein Rasseln und Pfeifen bemerkbar macht**
- **▶ Der Husten chronisch geworden ist**

Weitere Maßnahmen

▶ Halten Sie sich nicht zu lange in verqualmten Räumen auf. Denn der Zigarettenrauch »radiert« das schützende Flimmerepithel von Ihren Bronchien ab!

▶ Bevorzugen Sie Nahrung mit viel Vitamin C und A. Vitamin C schützt vor Infektionen, während Vitamin A eine spezielle Immunwirkung in den Schleimhäuten entfaltet. Bedenken Sie jedoch, dass beide Vitamine extrem hitze- und lichtempfindlich sind. Essen Sie also die angegebenen Nahrungsmittel möglichst frisch und roh oder allenfalls gedünstet, aber nicht gekocht.

▶ Die wichtigsten Vitaminlieferanten bei Husten sind:
Kürbis und Karotten: Vitamin A
Holunderbeeren und Kiwis: Vitamin C
Spinat, Brokkoli, Salat, Spargel: Vitamin A und C

▶ Bitten Sie Ihren Partner, dass er Sie darauf aufmerksam macht, wenn Sie gerade mal wieder ohne Grund oder aus purer Verlegenheit hüsteln. Das hilft Ihnen, sich einen Hustentick abzugewöhnen.

Insektenstiche

Symptome

Mückenstiche sind in der Regel kein Grund zur Aufregung, da sie binnen einiger Minuten wieder abschwellen. Schlimmer sind die Stiche von Bienen oder Wespen. Sie führen zu einer deutlichen Schwellung mit Spannungs- und Schmerzgefühl rund um die Einstichstelle.

Bei Insektenstichen in Mund oder Hals oder wenn deutliche Zeichen einer allergischen Reaktion bestehen (Atemnot, Schwindel), muss sofort der Arzt aufgesucht werden! Er wird ein Gegenmittel spritzen, um einen allergischen Schock zu verhindern.

So hilft Salbei

Beim Stich in die Haut sondern Bienen und Wespen eine Reihe von Substanzen ab, die an der betroffenen Körperstelle eine starke Entzündung hervorrufen und Wasser ins Gewebe drücken. Als entzündungshemmende Heilpflanze besitzt Salbei bei Insektenstichen große Chancen, das Abschwellen zu beschleunigen.
Anwendung: Nach der Erstversorgung des Stichs (siehe Kasten unten) bereiten Sie sich einen Mull- oder Leinenumschlag mit frischen Salbeiblättern (Rezept siehe Seite 43). Falls keine frischen Blätter zur Hand sind, können Sie den Umschlag auch mit Salbeitinktur oder verdünntem Salbeiöl (mit Olivenöl gemischt im Verhältnis 1 : 3) tränken. Dauer der Anwendung: mindestens 1 Stunde. Häufig wiederholen.

Erste Hilfe bei Insektenstichen

▶ Reinigen Sie die Wunde mit Wasser und Seife, damit sich dort keine Keime einnisten.

▶ Dann kommt sofort die Kältekompresse. Am besten wickeln Sie dazu Eiswürfel in Leinen- oder Handtücher Anwendungsdauer: mindestens 30 Minuten.

▶ Bei starken Schwellungen nehmen Sie das homöopathische Mittel Ledum D6 ein. Dosierung: Zunächst alle 30 Minuten 1 Tablette, nach 2 Stunden dann 3-mal täglich 1 bis 2 Tabletten.

▶ Bei Allergie auf Bienen- oder Wespengift muss der Arzt gerufen werden.

Lippenherpes (Herpes labialis)

Symptome

Zunächst kommt es zu Spannungsgefühl und leichtem Kribbeln auf der Lippe. Binnen kurzer Zeit erscheinen die typischen, schmerzhaften Herpesbläschen. In schweren Fällen kann das gesamte Gesicht mit Pusteln überzogen werden.

Herpesviren können für Menschen mit chronischen Erkrankungen wie Diabetes mellitus, Krebs oder AIDS überaus gefährlich sein. Hier ist dann unbedingt ärztliche Hilfe erforderlich.

So hilft Salbei

Hauptverantwortliche Ursache für Lippenherpes ist das so genannte Herpes-simplex-Virus. 90 Prozent der Bevölkerung tragen es in sich. Meist befindet es sich im passiven Wartestadium, doch bei Schwächung des Immunsystems »wittert« es seine Chance.

Salbei hemmt das Wachstum von Herpesviren. Die Pharmaindustrie hat auch schon Salbeipräparate für die Behandlung von Herpes auf den Markt gebracht.

Anwendung: Wenn es Lippenherpes zu kurieren gilt, kommt Salbei am besten in festen Cremes, Gels oder leimigen Lösungen zum Einsatz, die sich vom Speichel nicht so ohne weiteres fortspülen lassen. Derartiges kann in Eigenproduktion nur schwer hergestellt werden; hier sollte man daher auf dementsprechende Produkte aus der Apotheke setzen: Aperisan Gel, Viru-Salvysat. Für den Verlauf des akuten Herpes ist entscheidend, dass die Behandlung möglichst frühzeitig, also schon beim ersten Kribbeln auf den Lippen, einsetzt.

Weitere Maßnahmen

- Lichtschutz: Meiden Sie allzu starke UV-Bestrahlung. Schützen Sie Ihre Lippen mit einer starken Sonnencreme oder einem Kleidungsstück (Tuch oder Schal).
- Vermeiden Sie übermäßigen Stress. Gönnen Sie sich Phasen der Erholung und Entspannung, Ihr Immunsystem wird es Ihnen danken.
- Achten Sie auch auf die Zahnpflege. Die nasse Zahnbürste im feuchten Badezimmer bietet das Idealmilieu für Herpesviren. Bewahren Sie Ihre Zahnbürste möglichst trocken auf, kaufen Sie sich mindestens viermal pro Jahr eine neue.

Mundfäule (Stomatitis)

Symptome

Die Stomatitis gehört zu den schweren und schmerzhaften Mundschleimhautentzündungen. Besonders häufig ist die Stomatitis herpetica, die durch Herpesviren ausgelöst wird. Sie zeigt sich als Fieber sowie in Form von Bläschen, Rötungen und weißlich grauen Belägen im Mund. Die entzündeten Stellen schmerzen stark. Die Stomatitis herpetica kommt vor allem bei Kindern vor.

So hilft Salbei

Die Behandlung der Mundfäule gehört zu den Spezialgebieten des Salbeis. Er hemmt nicht nur das Wachstum der für die Krankheit zuständigen Viren, sondern lindert auch die dabei auftretenden starken Schmerzen und Entzündungen.
Anwendung: Tinkturen und Öle aus Salbei kommen bei der Mundfäule nicht infrage, da sie das Gewebe zu sehr reizen und die ohnehin schon starken Schmerzen weiterhin verschlimmern. Man kann mit Salbeitee gurgeln, doch seine Wirkung ist meist zu schwach, um die Herpesviren bekämpfen zu können; außerdem wird er durch den Speichel zu schnell von der Mundschleimhaut fortgespült.
Die Anwendung erfolgt daher am besten über Salbeigels oder leimige Salbeilösungen, die man in der Apotheke kaufen kann: Aperisan, Viru-Salvysat. Sie werden mit einem Wattestäbchen behutsam auf die betroffenen Stellen aufgetragen.

Die Mundfäule kann sehr schmerzhaft sein, die betroffenen Hautstellen reagieren äußerst sensibel auf Berührung. Versuchen Sie daher nicht, Ihre erkrankten Kinder mit aller Kraft zum Essen überreden zu wollen!

Weitere Maßnahmen

Die Mundfäule ist nichts anderes als das Wiedererwachen von Keimen, die die ganze Zeit unauffällig im Organismus »geschlafen« haben. Durch Immunschwäche haben sie dann ihre Chance bekommen und genutzt. Zu einer sinnvollen Stomatitisbehandlung gehört also auch, die Immunabwehr zu stärken. Dazu zählen eine vitaminreiche Kost und die Einnahme von Echinaceapräparaten. Gezielt für die Mundschleimhaut gibt es auch Echinaceasprays in der Apotheke; einigen von ihnen ist auch Salbei zugesetzt.

Mundgeruch

Symptome

Mundgeruch äußert sich natürlich in unangenehm riechendem Atem. Machen Sie den Mundgeruchstest, um selbst herauszufinden, wie Ihr Atem ist: Spülen Sie den Mund, lassen Sie das Wasser langsam zwischen den Zähnen hin- und herwandern, und spucken Sie es dann in einen Becher. Wenn aus dem Becher unangenehme Gerüche emporsteigen, ist auch Ihr Atem schlecht.

So hilft Salbei

Die ätherischen Öle des Salbeis stabilisieren das Mundmilieu und wirken desinfizierend auf fäulnisfördernde Keime.

Anwendung: Die Volksmedizin empfiehlt gegen Mundgeruch das Zerkauen frischer Salbeiblätter. Die hat man freilich nicht immer zur Hand. Dann empfiehlt sich das Gurgeln und Mundspülen mit einer Mischung aus 100 Milliliter warmem Wasser und 3 Tropfen Salbeiöl oder 15 Tropfen Salbeitinktur. Wiederholen Sie diese Anwendung mehrmals pro Tag. Würzen Sie außerdem Ihr Essen öfter einmal mit Salbei (Rezepte siehe Seite 84ff.).

Mundgeruch kann auch ein Zeichen für schwer wiegende Krankheiten sein wie Krebs, Gastritis, Magengeschwüre, Tuberkulose, Syphilis, Parodontose und Zinkmangel. Viele Schizophreniekranke leiden unter eingebildetem Mundgeruch (hier kann natürlich der Salbei nichts ausrichten!).

Weitere Maßnahmen

▶ Putzen Sie nicht nur Ihre Zähne, sondern auch die Zunge: Denn im dortigen Belag befinden sich die meisten Mundbakterien. Reiben Sie mit Ihrer Bürste in lockeren, aber kräftigen Massagebewegungen über die Zunge, spülen Sie den gelockerten Belag gut mit Wasser fort.

▶ Meiden Sie Mahlzeiten mit Gewürzen, die das Blut mit starken Duftstoffen anreichern. Dazu gehören: Knoblauch, Curry, Kümmel, Zwiebeln und Pepperonis, aber auch intensive Käsesorten wie Camembert, Roquefort und Gorgonzola.

▶ Essen Sie mehrmals am Tag kleinere Mahlzeiten, um keinen Hunger zu entwickeln. Denn Hunger sorgt für Stoffwechselveränderungen, die schlechten Atem bewirken können.

▶ Gehen Sie regelmäßig zum Zahnarzt: Kariöse Zähne sind eine der häufigsten Ursachen für Mundgeruch.

Nagelbettentzündung

Symptome

Die Haut um das Nagelbett herum ist rot, verdickt, angespannt und reagiert druck- und schmerzempfindlich. In schwereren Fällen kommt es zur Eiterbildung.

So hilft Salbei

Nagelbettentzündungen entstehen durch Bakterien, die durch kleine Verletzungen – aber auch durch Pilzbefall – ins Nagelbett vordringen konnten. Salbei hilft hier als Heilpflanze mit hohem antibiotischem Potenzial, außerdem wirkt er entzündungshemmend.
Anwendung: Ein altes Hausmittel zur Behandlung von Nagelbettentzündungen ist das Salbeiseifenbad. Das Rezept finden Sie auf Seite 44. Wiederholen Sie es täglich 1- bis 2-mal.

Gehen Sie unbedingt zum Arzt, wenn die Entzündung am Nagelbett äußerst schmerzhaft ist und sich abzessartig verdickt. Mit Hausmitteln allein können Sie hier nichts mehr ausrichten.

Weitere Maßnahmen

In besonders starken Fällen empfiehlt sich die zusätzliche Einnahme des homöopathischen Mittels Hepar sulfuris D3. Dosierung: 3-mal täglich 1 bis 2 Tabletten.

Prämenstruelles Syndrom (PMS)

Symptome

Die Symptome treten im letzten Drittel des Monatszyklus auf und steigern sich bis zum Beginn der Periodenblutung. Körperlich zeigen sie sich als Verstopfung, Unterleibsschmerzen, Brustspannen, Hautjucken und Kopfschmerzen, psychisch als trübe oder gereizte Stimmung.

So hilft Salbei

Salbei enthält östrogenähnliche Substanzen, die sich positiv auf den weiblichen Hormonhaushalt auswirken.
Tee aus Salbei und Frauenmantelkraut (Alchemillae herba) ist eine Mischung für prämenstruelle Beschwerden, bei denen Unterleibsschmerzen und die Stuhlträgheit dominieren.

Anwendung: Mischen Sie 30 Gramm Frauenmantelkraut mit 20 Gramm Salbeiblättern. Übergießen Sie 1 Esslöffel der Mischung mit 1 Tasse kochendem Wasser, 10 Minuten lang zugedeckt ziehen lassen, schließlich abseihen. Trinken Sie davon 2 bis 3 Tassen pro Tag. Beginnen Sie mit der Kur 2 Wochen nach der letzten Monatsregel.

Vermehrtes Schwitzen kann auch eine Erscheinung der Wechseljahre sein, die sich in sehr unterschiedlichen Symptomen zeigen. Aus diesem Grund ist es sinnvoll, für die Therapie mehrere Heilkräuter miteinander zu kombinieren.

Schweißbildung, übermäßige

Symptome

Es kommt zu deutlicher Schweißbildung an Händen, Füßen, Rücken und in den Achseln, obwohl keine oder nur wenig körperliche Arbeit geleistet wurde und keine hohen Außentemperaturen herrschen.

So hilft Salbei

Die Pflanzenheilkunde kennt kein Heilmittel, das die Produktion der Schweißdrüsen besser drosseln kann als der Salbei. Hauptverantwortlich für diesen Effekt sind wahrscheinlich seine ätherischen Öle.
Anwendung: Bei Schweißfüßen empfehlen sich Fußbäder in einer Mischung aus 1 bis 2 Liter warmem Wasser und 4 bis 6 Esslöffeln getrockneten Salbeiblättern.
Bei Schweißattacken an mehreren Körperstellen sollte Salbei innerlich zum Einsatz kommen. Hier kann der Tee (3 Tassen täglich) ebenso hilfreich sein wie die Einnahme von Salbeitinktur (5 bis 7,5 Milliliter täglich, auf 3 Einheiten verteilt) und ätherischem Salbeiöl (0,1 bis 0,3 Milliliter täglich, auf 3 Einheiten verteilt).

Weitere Maßnahmen

- Kneippsche Anwendungen: Waschen Sie sich morgens mit einem Lappen, den Sie in kaltes Wasser mit einem milden Reinigungspräparat oder einem Schuss Apfelessig tauchen. Auch Wechselbäder drosseln die Schweißproduktion.
- Gegen übermäßiges Schwitzen sind Entspannungsübungen wie das Tiefenentspannungstraining nach Jacobson und autogenes Training besonders wirksam. Autogenes Training sollte jedoch bei Experten (z. B. an Volkshochschulen) erlernt werden.

▶ Kaufen Sie natürliche Textilien, wie z. B. aus Baumwolle, Wolle, Leinen. Das gilt vor allem für die direkt auf der Haut getragenen Kleidungsstücke. Vermeiden Sie Kunstfasern oder Kunstfasermixe.

Soor (»Schwämmchen«)

Symptome

Soor zeigt sich in weißen Punkten auf Zunge und Wangenschleimhaut. Die Erkrankung tritt häufig bei Säuglingen (etwa ab der ersten Lebenswoche), selten bei Erwachsenen (hier vor allem bei immunschwachen Menschen oder Diabetikern) auf.

So hilft Salbei

Salbei lindert die Entzündungserscheinungen an der Mundschleimhaut, darüber hinaus hemmt er das Wachstum der Soorpilze.
Anwendung: Besorgen Sie sich ein Salbeigel (Aperisan) aus der Apotheke, das Sie im Mund des Kindes auf den betroffenen Stellen verteilen. Die Anwendung von anderen Salbeizubereitungen wie Tinktur, Öl oder Tee im Mund von Kleinkindern ist nicht sinnvoll und wird auch von den meisten Kindern nicht akzeptiert.

Noch in den dreißiger Jahren wurde Soor als lebensbedrohlich eingestuft. Doch dies beruht wohl auf einem Beobachtungsfehler; wahrscheinlich starben die Säuglinge an einer Lungenentzündung oder anderen schweren Erkrankungen, in deren Begleitung auch Soor auftrat. Die heutige Medizin betrachtet Soor als eine Krankheit, die meist komplikationslos innerhalb von acht bis zehn Tagen vollständig ausgeheilt ist.

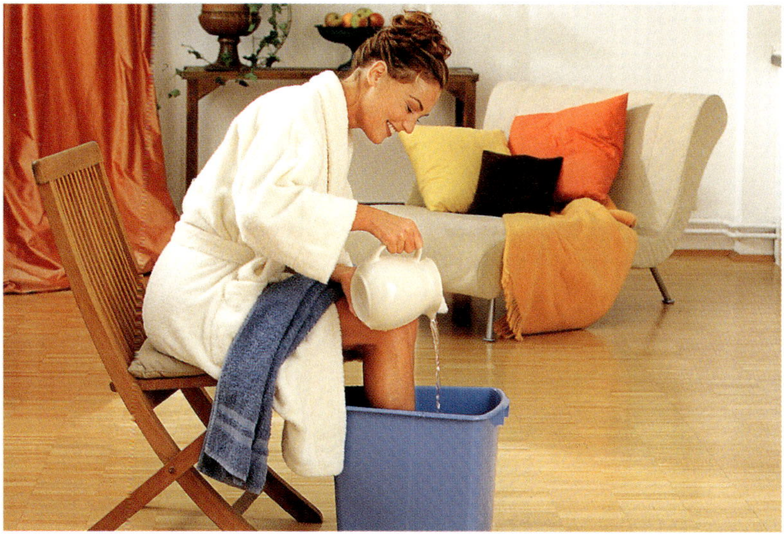

Neben einem Fußbad mit getrockneten Salbeiblättern hilft auch Salbeipulver gegen Fußschweiß. Zerstoßen Sie dazu getrocknete Salbeiblätter zu Pulver, und streuen Sie in jeden Schuh täglich einen Teelöffel davon.

Weitere Maßnahmen

Die Soorerkrankung lässt auf eine Immunschwäche des Kindes schließen. Diese kann durch eine entsprechende Ernährung mit vielen Vitaminen bekämpft werden. Dem Arzt stehen jedoch auch noch andere Methoden zur Immunstärkung zur Verfügung.

Schwitzen in unpassenden Situationen wird gemeinhin als Unsicherheit oder sogar als Ausdruck mangelnder Hygiene interpretiert. Hierdurch gerät ein sensibler Mensch schnell in die Situation, dass er beispielsweise bei einem Vorstellungsgespräch vor Angst schwitzt und dann vor Angst, dass sein Gegenüber dies sehen oder sogar riechen könnte, noch stärker zu schwitzen anfängt.

Wechseljahrebeschwerden

Symptome

Kaum ein Beschwerdebild besitzt derart viele Symptommöglichkeiten im körperlichen und auch seelischen Bereich wie das Klimakterium (siehe Kasten auf Seite 77). Es setzt etwa zwischen dem 45. und 50. Lebensjahr ein – mit Tendenz in das höhere Alter – und ist durch eine allmähliche Abnahme der Hormonproduktion gekennzeichnet. Ob und in welchem Ausmaß Beschwerden auftreten, ist abhängig von Erbfaktoren, Lebensbedingungen und Gesundheitszustand.

So hilft Salbei

Salbei ist zwar keine Allzweckwaffe bei Wechseljahrebeschwerden, doch er ist heilsam bei einigen Problemen. So hilft er bei Bluthochdruck und Herzrhythmusstörungen, die infolge des Klimakteriums auftreten. Sein hoher Kalziumgehalt ist beim Vorbeugen von Osteoporose hilfreich, seine östrogenähnlichen Stoffe können im einen oder anderen Fall die psychischen Beschwerden während der Wechseljahre lindern. Von größter Bedeutung aber ist Salbei als Heilmittel gegen Hitzewallungen und nächtliche Schweißausbrüche.

Anwendung: Am besten trinken Sie täglich 3 Likörgläser frischen Salbeisaft (aus der Apotheke oder dem Reformhaus). Als Alternative kommt aber auch Salbeitee infrage (2 bis 3 Tassen täglich). Je nach Beschwerdebild kann auch eine Kräuterkombination günstig sein:

▶ Salbei und Johanniskraut (Hypericum perforatum) zu gleichen Teilen, wenn neben Hitzewallungen Kopfschmerzen und psychische Beschwerden auftreten. 2 Teelöffel der Mischung mit 1 Tasse (200 Milliliter) kochendem Wasser überbrühen, 10 Minuten lang zugedeckt ziehen lassen. Dosierung: 2 bis 3 Tassen pro Tag.

▶ Salbei und Baldrian (Valeriana officinalis) zu gleichen Teilen, wenn es neben Hitzewallungen zu Schlafstörungen kommt. 2 Teelöffel der Mischung mit 1 Tasse (200 Milliliter) kochendem Wasser überbrühen, 10 Minuten lang zugedeckt ziehen lassen. Dosierung: 2 bis 3 Tassen pro Tag.

Viele Frauen reagieren mit dem Ende ihrer Wechseljahre sehr intensiv auf den Wechsel des Mondes. Daran ist nichts Merkwürdiges; auf diese Weise versucht der Körper, den verloren gegangenen Periodenzyklus durch einen anderen, ähnlich rhythmisierten Zyklus zu ersetzen.

Weitere Maßnahmen

▶ Aromatherapie: Zur allgemeinen Entspannung eignen sich die Düfte von Lavendel, Melisse und Orange. Rose und Ylang-Ylang helfen bei sexueller Unlust. Tropfen Sie die Öle in Duftsteine oder Aromalampen, die Sie im Wohn- und/oder Schlafzimmer aufstellen.

▶ Die richtige Einstellung: Begreifen Sie das Klimakterium als Neuanfang und die Menopause (letzte Regelblutung) als Metamorphose zu einem neuen und viel versprechenden Lebensabschnitt.

▶ Weniger Kaffee: Reduzieren Sie Ihren Koffeinkonsum, er kann Hitzewallungen auslösen. Setzen Sie lieber auf grünen Tee. Er schützt besonders auch Ihre Blutgefäße.

▶ Physiotherapie: Ausgleichend wirken auch Wassertreten, Wechsel- und Luftbäder sowie dem Alter und Gesundheitszustand angemessen betriebene Ausdauersportarten wie Radfahren oder Schwimmen.

Mögliche Beschwerden im Klimakterium

- Unregelmäßige Periode
- Hitzewallungen
- Schweißausbrüche
- Schwindel
- Ängste
- Nervosität
- Depressionen
- Kopfschmerzen
- Reizbarkeit
- Schlaflosigkeit
- Austrocknen der Haut und Genitalschleimhaut
- Haarausfall
- Knochenschwund
- Erhöhte Cholesterinwerte
- Bluthochdruck
- Arteriosklerose
- Blasenschwäche
- Rückbildung der Brüste
- Herzbeschwerden

Zahnen

Symptome

An den Durchbruchstellen der Zähne (vor allem der Eckzähne) kommt es zu Spannungen, Rötungen, Schwellungen und Schmerzen, der Speichelfluss ist erhöht. Das Kind ist unruhig, nimmt fortwährend die Finger in den Mund und schreit häufig.

So hilft Salbei

Salbei ist schmerzstillend und entzündungshemmend. Er zählt zu den traditionellen und bewährten Hausmitteln beim kindlichen Zahnen.

Anwendung: Tinkturen, Öle und Tees aus Salbei haben beim Zahnen den Nachteil, dass sie vom Kind meist nicht akzeptiert werden. Darüber hinaus bleiben sie nicht lange genug mit dem Zahnfleisch in Kontakt, weil sie zu rasch vom Speichel fortgespült werden. Die Anwendung erfolgt daher am besten über die Salbeizahnungsgels aus der Apotheke: Aperisan und Polypharm Zahnungsgel (enthält neben Salbei ein synthetisches Schmerzmittel). Sie werden mehrmals täglich auf die betroffenen Stellen mit einem Wattestäbchen aufgetragen.

Manche Kinderärzte empfehlen beim Zahnen auch ein homöopathisches Gemisch aus Chamomilla D20, Aconitum D10 und Magnesium phosphoricum D6. Die Wirkstoffe müssen zu gleichen Teilen gemischt werden; lassen Sie sich dies von einem Apotheker zubereiten.

Weitere Maßnahmen

▶ Kühles Tuch: Zur Linderung der Entzündung am Zahnfleisch kühlen Sie die Kiefer des Babys mit einem in Leitungswasser gekühlten Leinentuch. Die Anwendung sollte mehrmals am Tag erfolgen und etwa 3 bis 5 Minuten lang dauern.

▶ Homöopathie: Chamomilla D6 ist ein bewährtes Mittel gegen die Beschwerden beim Zahnen. Dosierung: 3-mal täglich 5 Tropfen, zu Beginn des 2. Lebensjahres 8 Tropfen.

Zahnfleischentzündung

Symptome

Das Zahnfleisch ist gerötet und schmerzt. Beim Biss in ein knackiges Lebensmittel (z. B. eine Karotte oder einen Apfel) kommt es zur Blutung. Bei chronischem Verlauf schwindet das Zahnfleisch.

So hilft Salbei

Salbei hat bei Zahnfleischentzündungen eine jahrtausendealte Tradition. Wissenschaftlich erwiesen sind seine entzündungshemmenden, schmerzstillenden und antibiotischen Wirkungen, außerdem beschleunigt er die Wundheilung.

Anwendung: Es empfiehlt sich eine Spülung mit verdünnter Salbeitinktur (15 Tropfen auf 100 Milliliter warmes Wasser) oder ätherischem Salbeiöl (4 Tropfen auf 100 Milliliter warmes Wasser).

Noch wirksamer ist aber die Behandlung mit Salbeigels aus der Apotheke (siehe Seite 51), da sie nicht so schnell durch den Speichel fortgespült werden und dadurch länger Kontakt zum Zahnfleisch haben. Sie werden mehrmals täglich mit einem Wattestäbchen direkt auf die schmerzenden Stellen aufgetragen.

Sehr zu empfehlen ist auch der regelmäßige Gebrauch einer Munddusche. Die Zahnzwischenräume werden gereinigt, ohne die schwierige Handhabung und Verletzungsgefahr wie bei der Zahnseide. Außerdem wird das Zahnfleisch durch den Wasserstrahl massiert.

Weitere Maßnahmen

▶ Vitamin C erhöht die Abwehrkraft und versiegelt die geschädigten Blutgefäße im Zahnfleisch. Essen Sie viel frisches Obst und Gemüse, vor allem Kiwis, Orangen und Zitronen. Saure Zitrusfrüchte können allerdings beim akut entzündeten Zahnfleisch vorübergehend ein unangenehmes Brennen hervorrufen.

▶ Lassen Sie sich bei Ihrem Zahnarzt zur richtigen Putztechnik bei Zahnfleischproblemen beraten. Gehen Sie außerdem regelmäßig zur Zahnsteinentfernung und Zahnreinigung.

▶ Kauen Sie öfter einmal zuckerfreien Kaugummi.

Richtige Pflege bei Zahnfleischbeschwerden

▶ Verwenden Sie eine weiche bis mittelharte Zahnbürste, am besten mit Kurzkopf.

▶ Putzen Sie mindestens 2-mal pro Tag die Zähne, am besten nach den Mahlzeiten.

▶ Das Putzen sollte mindestens 3, besser 5 Minuten dauern.

▶ Putzen Sie von Rot nach Weiß, also vom Zahnfleisch nach unten in Richtung Zähne.

▶ Wechseln Sie die Zahnbürste etwa alle 8 Wochen.

▶ Die Zahnzwischenräume sollten 1-mal pro Woche mit Zahnseide gereinigt werden.

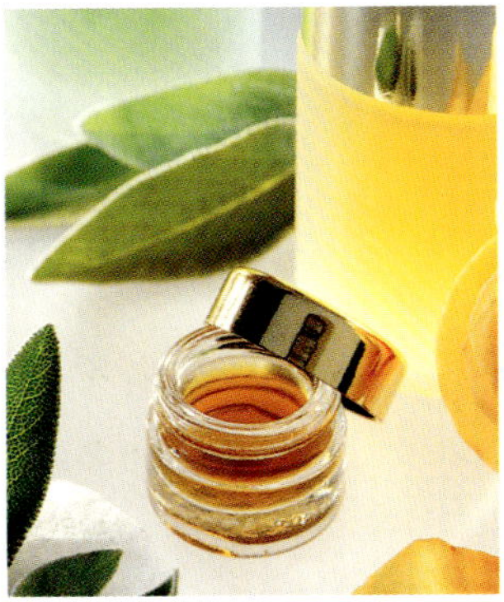

Salbei hat auch für Haut und Haare viel zu bieten.

Die besten Schönheitsrezepte mit Salbei

In der Naturkosmetik hat Salbei ähnlich wie Rhabarberwurzel, Ringelblume, Kornblume, Kamille, Aloe vera und Hamamelis eine uralte Tradition. Er kommt für recht viele unterschiedliche Bereiche der Kosmetik in Betracht, von der Zahn- und Mundpflege bis zur Haut- und Haarpflege.
Im Handel sind zahlreiche Pflegeprodukte mit Salbeizusätzen erhältlich, aber es ist auch möglich, mit dem Heilkraut unkomplizierte Kosmetika selbst herzustellen. Die Zutaten dafür sind in Apotheken und Fachgeschäften für Naturkosmetik erhältlich.

Sanft zu Haut und Haaren

Selbst hergestellte Kosmetika haben den großen Vorteil, dass Sie sie genau auf die Berdürfnisse Ihrer Haut abstimmen können und sicher wissen, wie viel von welchem Inhaltsstoff darin enthalten ist. Der Nachteil ist die geringe Haltbarkeit – deshalb sollte die selbst gemachte Creme am besten im Kühlschrank aufbewahrt werden.

Der große Vorteil des Salbeis liegt in seinem breiten Wirkstoffprofil. Durch seine antibiotischen und entzündungshemmenden Stoffe eignet er sich zur Pflege unreiner Haut und zur Bekämpfung von Mitessern und Pickeln.
Seine Gerbstoffe, die sanfter wirken als etwa die Gerbstoffe von Tee, Eichenrinde und Tormentill, machen die Haut widerstandsfähiger gegenüber schädlichen Umwelteinflüssen, ohne sie dabei unschön aufzurauen. Nicht zu vergessen, dass auch der Salbei – wie zahlreiche Heilpflanzen – antioxidative Eigenschaften besitzt und die Haut vor den schädlichen Auswirkungen von intensiver UV-Strahlung schützt.
Bei fettigen Haaren empfiehlt Salbei sich aufgrund seiner schweiß- und talghemmenden Wirkung.
Und als Zahnpflegemittel ist er ohnehin kaum zu übertreffen; er wird auch von der Industrie den gängigen Zahnpasten immer wieder gerne beigemischt, um sie besser zur Vorbeugung gegen Zahnbelag und Zahnfleischentzündungen verkaufen zu können.

Kräuterkosmetika selbst herstellen

Cremes und Lotionen für die Hautpflege

Kräutersalbe für strapazierte und entzündete Haut

Zutaten: 100 g frische Ringelblumenblüten, 100 g frische Salbeiblätter, 150 ml Alkohol (90 %), 5 ml Ammoniak (10 %), 1 kg Wachssalbe

Zubereitung: Alle Zutaten außer der Wachssalbe vermischen und in einem verschlossenen Glas 12 Stunden lang stehen lassen. Die Blüten und Blätter ziehen den Alkohol und bilden eine nasse, bräunlich orangefarbene Masse, die dann in die geschmolzene Wachssalbe eingerührt und für 6 Stunden im Backofen bei 60 °C stehen gelassen wird.

Die Kombination von Salbei und Ringelblume ist gerade in der Hautkosmetik sehr sinnvoll. Beide Pflanzen wirken in starkem Maß antibiotisch und entzündungshemmend, und jede von ihnen hat einen Spezialeffekt: Salbei bremst die Tätigkeit der Schweiß- und Talgdrüsen, Ringelblume macht die Haut geschmeidiger.

Salbeireinigungsmilch für normale Haut

Zutaten: 10 g Lanolin, 3 ml Wollwachsalkohol, 30 ml Vaselineöl, 1 TL Tween 80, 60 ml Wasser, 20 ml Salbeitinktur

Zubereitung: Die zuerst genannten 4 Zutaten im Wasserbad schmelzen und auf 70 °C (mit Thermometer prüfen) erhitzen. Gleichzeitig wird in einem anderen Topf das Wasser auf 70 °C erhitzt. Wasser in das geschmolzene Fett geben, gut umrühren. Salbeitinktur hinzufügen und die Milch zu sahniger Konsistenz rühren.

Anwendung: Milch auf dem Gesicht verteilen und mit viel warmem Wasser abwaschen. Mit Gesichtslotion nachreinigen.

Salbeireinigungscreme für fettige Haut

Zutaten: 5 g weißes Wachs, 3 g Wollwachsalkohol, 30 ml Vaselineöl, 30 ml Salbeitinktur

Zubereitung: Wachs, Wollwachsalkohol und Vaselineöl im Wasserbad schmelzen und auf 60 °C erhitzen. Überprüfen Sie die Temperatur mit einem Thermometer. Dann rühren Sie die Salbeitinktur unter die geschmolzenen Fette. Weiterrühren, bis die Creme kalt und fest ist, dann in kleine Töpfchen abfüllen.

Anwendung: Die Salbeicreme wird mit den Fingerspitzen auf dem Gesicht verteilt. Mit reichlich warmem Wasser abwaschen.

Kräuterlotion für trockene und empfindliche Haut

Zutaten: 2 TL getrocknete Kamillenblüten, 1 TL getrocknete Huflattichblätter, 1 TL getrocknetes Stiefmütterchenkraut, 1 TL getrocknete Salbeiblätter, 30 ml Alkohol (70 %), 100 ml destilliertes Wasser, 30 ml Rosenwasser
Zubereitung: Die Kräuter miteinander vermischen. Darüber gießen Sie den Alkohol. Lassen Sie die Kräuter-Alkohol-Mischung 2 Tage lang – mit einem Leinentuch bedeckt – ziehen. Danach abseihen, die Kräuter werden dabei sorgfältig ausgepresst. Schließlich vermischen Sie die Lösung mit destilliertem Wasser und Rosenwasser.
Anwendung: Die Lotion wird am besten mit einem mit warmem Wasser angefeuchteten Wattebausch aufgetragen. Sie wirkt beruhigend und erfrischend auf trockene und empfindliche Haut.

Kräuterlotion für entzündliche Haut

Zutaten: je 1 EL getrocknete Kamillenblüten, Huflattichblätter, Ringelblumenblüten, 1 TL getrocknete Salbeiblätter, 30 ml Alkohol (70 %), 100 ml destilliertes Wasser, 30 ml Hamameliswasser
Zubereitung: Die Kräuter werden gemischt und mit Alkohol und Wasser übergossen. 48 Stunden stehen lassen, dann abseihen. Geben Sie dazu die Mischung zuerst in ein feines Haarsieb, drücken Sie anschließend den Kräuterrest sorgfältig aus. Dann den Auszug noch einmal durch ein Leinentuch abseihen. Dem klar gefilterten Auszug das Hamameliswasser zugeben, das Ganze in eine dunkle Glasflasche geben und noch einmal kräftig durchschütteln.

Die Kräuterlotion ist nicht nur zur Gesichtspflege geeignet, sondern auch zur Behandlung von Unreinheiten oder entzündeten Pickeln an Rücken oder Dekolletee. Bei trockenen oder schuppigen Hautreizungen empfiehlt sich eher eine fette Salbe (siehe Seite 81).

Gesichtswasser und -dampfbad mit Salbei

Salbeigesichtswasser für Mischhaut und leicht fettende Haut

Zutaten: 2 EL getrocknete Salbeiblätter, 100 ml destilliertes Wasser, 20 ml Alkohol (70 %), 2 Tropfen ätherisches Salbeiöl
Zubereitung: Die Salbeiblätter mit dem kochenden destillierten Wasser übergießen, 10 Minuten lang zugedeckt ziehen lassen, abseihen und abkühlen lassen. Dann den Aufguss mit Alkohol und Salbeiöl in einer dunklen Glasflasche vermischen und gut durchschütteln.

Kräutergesichtswasser bei fettender und unreiner Haut
Zutaten: 2 EL frische Salbeiblätter, 2 EL frische Petersilienblätter, 50 ml Alkohol (70 %), 200 ml destilliertes Wasser
Zubereitung: Vermischen Sie die Salbeiblätter mit den Petersilienblättern. Geben Sie die Mischung mit dem Alkohol in eine gut verschließbare Glasflasche. 10 Tage lang ziehen lassen, abseihen. Die Alkohol-Kräuter-Lösung mit dem destillierten Wasser vermischen.
Anwendung: Die Lotion eignet sich gut zur Nachreinigung im Anschluss an eine Grundreinigung mit Creme oder Milch. Einen Wattebausch tränken und Gesicht und Dekolletee damit abtupfen.

Trotz der täglichen Reinigung braucht die Haut hin und wieder eine Generalkur, vor allem dann, wenn Sie sich in schmutziger Umgebung aufhalten und die Haut Ruß, Staub und Abgasen ausgesetzt ist. Hier wirkt ein Gesichtsdampfbad mitunter regelrechte Wunder.

Gesichtsdampfbad mit Salbei bei fettiger, großporiger Haut
Zutaten: 1 Hand voll frische Salbeiblätter, 1 l Wasser
Zubereitung: Überbrühen Sie den Salbei in einer flachen Wanne mit dem Wasser. Dann beugen Sie das Gesicht über die Wanne, ein Handtuch wird wie ein Zelt über Hinterkopf, Nacken und Schultern gespannt. Eingeatmet wird über die Nase, ausgeatmet durch den Mund. Das Ganze sollte etwa 10 Minuten dauern und 2- bis 3-mal wöchentlich durchgeführt werden.

Salbei für gepflegte Haare und schöne Zähne

Kräuterspülung für fettendes Haar
Zutaten: 1 TL Thymian, 1 TL Rosmarin, 2 TL Salbei, 100 ml Wasser, 60 ml Zitronensaft
Zubereitung: Die Kräuter mit dem kochenden Wasser übergießen, 10 Minuten lang zugedeckt ziehen lassen, abseihen. Anschließend mit dem Zitronensaft mischen.
Anwendung: Nach der Haarwäsche Spülung in die Haare geben und nicht mehr auswaschen.

Sie können auch Ihre eigene Salbeizahncreme herstellen, indem Sie einfach eine handelsübliche Zahnpasta (die keine Kräuterzusätze enthalten sollte) kurz vor dem Zähneputzen mit einem Tropfen Salbeiöl vermischen.

Salbeizahnpulver für die tägliche Zahnpflege
Zutaten: 8 g Kieselsäure, 5 g Veilchenpulver, 5 ml Salbeiöl
Zubereitung: Alle Zutaten in ein Schraubglas geben, gut umrühren, verschließen und durchschütteln – reicht für 50 Anwendungen.

Kochen mit Salbei

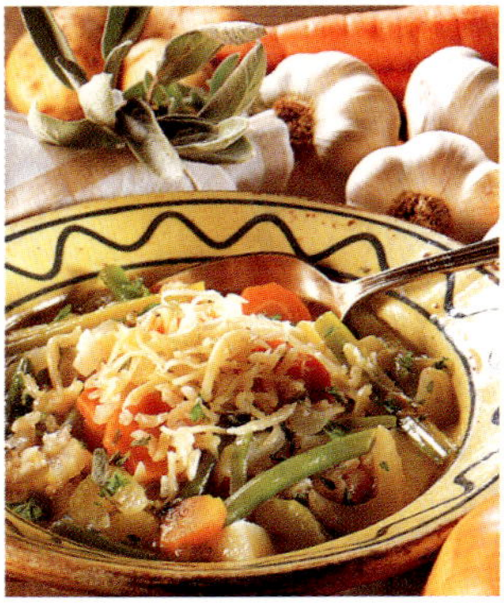

Salbei gibt vielen Gerichten eine besondere Note.

Würzkraut für köstliche Speisen

Salbei gilt als klassisches Heilmittel, mit dem man gurgelt, wenn es im Hals brennt. Dabei wird gerne vergessen, dass er auch ein altbewährtes Gewürzkraut ist. Salbei schmeckt betont bitter, was allerdings beim frischen Kraut weniger ausgeprägt ist als beim getrockneten. Wohldosiert bildet er eine ideale Würze für Fleisch, Fisch und Gemüse, in der französischen Küche wird er gerne den Gänsefüllungen beigemischt. Allzu süße Obstsalate können mit Salbei wirksam gemildert werden, er kann also den »Retter« spielen, wenn der Griff in die Zuckerdose zu tief ausgefallen ist oder überreife Früchte verwendet wurden. Der grundsätzliche Charakter des Salbeis ist die Kühle – damit unterscheidet er sich entscheidend von »Heißmachern« wie Pfeffer oder Chili.

Wer oft mit Salbei würzt, liegt goldrichtig. Denn nicht umsonst besagt ein alter Spruch: »Nimm häufig Salbei an die Speis und du wirst nie ein Tattergreis.«

Suppen mit Salbei

Salbei-Zwiebel-Suppe (für 2 Personen)

Zutaten: 300 g Zwiebeln, 1 EL Weizenkeimöl, 200 g fest kochende Kartoffeln, 600 ml Hühnerbrühe, 1 Messerspitze gemahlener Koriander, 1 Zweig frischer Salbei, 20 g durchwachsener Speck ohne Schwarte, Pfeffer, Salz

Zubereitung: Zwiebeln abziehen, halbieren, in Scheiben schneiden und im erhitzten Öl bei mittlerer Hitze hellbraun andünsten. Die Kartoffeln schälen und in kleine Würfel schneiden. Die Brühe zu den Zwiebeln gießen, den Koriander und die Kartoffelstücke hinzugeben. Das Ganze zugedeckt 20 Minuten lang kochen lassen.

Währenddessen die Salbeiblätter waschen und in Streifen schneiden. Den Speck fein würfeln und bei mittlerer Hitze in der Pfanne ausbraten. Die Salbeistreifen im zerfließenden Speckfett knusprig braten. Die Salbei-Speck-Würfel zum Garnieren auf die einzelnen Zwiebelsuppenportionen streuen.

Minestrone (für 4 Personen)

Zutaten: 1/2 Sellerieknolle, 200 g Staudensellerie, 200 g Weißkohl, 2 Karotten, 200 g grüne Bohnen, 1 Stange Porree, 2 mittelgroße Kartoffeln, 1 große Zwiebel, 4 Knoblauchzehen, 3 EL Olivenöl, 1 1/2 Liter Gemüsebrühe, weißer Pfeffer, 2 Tassen fast gar gekochter Naturreis, 3 Salbeiblätter, 1 Zweig Thymian, 1 Bund Kerbel, 100 g geriebener Gouda

Zubereitung: Die Sellerieknolle schälen, waschen und in Streifen schneiden. Den Staudensellerie waschen und in Stücke schneiden. Den Weißkohl hobeln, waschen und abtropfen lassen. Die Karotten schälen und in Scheiben schneiden. Die grünen Bohnen waschen, wenn nötig abfädeln, und in 3 Zentimeter lange Stücke brechen. Den Porree halbieren, die Hälften sorgfältig waschen und in Streifen schneiden. Die Kartoffeln schälen, waschen und würfeln. Zwiebel und Knoblauch abziehen und fein hacken. Olivenöl in einem Topf erhitzen, die Zwiebel darin glasig werden lassen. Knoblauch, Weißkohl, Karotten, Sellerie und Bohnen zugeben, 5 Minuten lang braten. Porree und Kartoffelwürfel zugeben, kurz anbraten und Brühe angießen. Die Suppe für 5 Minuten kochen. Mit weißem Pfeffer würzen und den Reis einrühren, weitere 5 Minuten lang kochen. Die Kräuter waschen und klein hacken. In die Minestrone rühren. Den Eintopf in tiefen Tellern anrichten und den Käse darüber streuen.

Salbei und Knoblauch passen als Gewürze sehr gut zusammen. Sie schmecken beide am intensivsten, wenn sie dem Gericht nicht zu früh beigegeben oder bei geschlossenem Deckel mitgekocht werden, da ihre Aromastoffe leicht flüchtig sind.

Salbei und Fisch

Salbeigarnelen (für 4 Personen)

Zutaten: 450 g kleine Garnelen in der Schale, 15 EL Olivenöl, 19 frische Salbeiblätter, Salz, Pfeffer

Zubereitung: Die Garnelen unter kaltem Wasser abspülen, mit Küchenkrepp trockentupfen. Das Olivenöl in der Pfanne bei mittlerer Temperatur erhitzen. Die Salbeiblätter 2 Minuten lang anbraten, dann die Garnelen zugeben, den Deckel auflegen und für 2 Minuten garen. Den Deckel abheben, die Garnelen mit Salz und Pfeffer würzen. Bei schwacher Hitze noch 2 Minuten weitergaren. Die Garnelen mit dem Salbei garnieren und auf einer vorgewärmten Platte servieren.

Deftiger Salbeiaal (für 4 Personen)

Zutaten: 1 kg Aal, Salz, Pfeffer, Saft von 1 Zitrone, 10 frische Salbeiblätter, 2 Knoblauchzehen, 4 EL Olivenöl, 3 EL Semmelbrösel, 1 große Zitrone

Zubereitung: Den abgezogenen und ausgenommenen Aal in etwa 5 Zentimeter lange Stücke schneiden und in eine Schüssel legen. Von allen Seiten mit Salz und Pfeffer bestreuen und mit dem Zitronensaft beträufeln. 1 Stunde lang zugedeckt ziehen lassen. Inzwischen die Salbeiblätter waschen und trocknen lassen. Den Knoblauch abziehen. Das Öl in der Pfanne erhitzen, 4 Salbeiblätter hineingeben, Knoblauch hineinpressen, unter Rühren kurz andünsten und herausnehmen. Die Aalstücke in den Semmelbröseln wenden und im Salbeiöl braten, bis sie braun sind. Schließlich mit den restlichen Salbeiblättern bestreuen und mit der in Scheiben geschnittenen Zitrone servieren.

Aal gehört zu denjenigen Fischspeisen, die nicht leicht bekömmlich sind. Wenn man ihn jedoch mit Salbei zubereitet, macht er dem Verdauungstrakt keinerlei Probleme mehr.

Raffiniertes mit Salbei

Salbeifüllung für die Bratente (für 4 Personen)

Zutaten: 2 Zwiebeln, 2 Brötchen, 120 ml Milch, 2 EL frischer oder 1 TL getrockneter Salbei

Zubereitung: Die Zwiebeln abziehen, hacken und in etwas Fett glasig werden lassen. Währenddessen die in dünne Scheiben geschnittenen Brötchen mit der Milch vermengen und mit dem klein gehackten Salbei zu den Zwiebeln geben. Vom Herd nehmen und etwas abkühlen lassen. Gut vermischen und damit die Ente füllen.

Salbeisauce für Kartoffelpuffer und Gemüse (für 2 Personen)

Zutaten: 50 g Zwiebeln, 40 g Butter, 50 g Roggenvollkornmehl, 2 Knoblauchzehen, Wasser nach Bedarf, 1 TL Gemüsebrühe, 80 g Champignons, 1 TL getrockneter Salbei, 1 TL getrocknetes Basilikum, 1 TL frischer Schnittlauch, 120 g saure Sahne

Zubereitung: Die Zwiebeln abziehen, zerhacken und in der Butter glasig werden lassen. Mit dem Mehl eine helle Mehlschwitze zubereiten. Die Knoblauchzehen abziehen und in die Schwitze geben, kurz aufschäumen lassen. Mit Wasser ablöschen. Die Gemüsebrühe und die geputzten, in Scheiben geschnittenen Champignons hinzufügen. Anschließend die klein gehackten Kräuter einrühren. Bei geringer Hitze 2 Minuten lang durchrühren, vom Herd nehmen und die saure Sahne einrühren.

Salbei zum Sattwerden

Salbeikalbsschnitzel für Feinschmecker (für 1 Person)

Zutaten: 1 Kalbsschnitzel, 4 frische Salbeiblätter, 1 EL Marsala oder halbtrockener Sherry, 2 EL Schlagsahne, Salz, Pfeffer

Zubereitung: Das Schnitzel der Länge nach aufschneiden und mit frischen Salbeiblättern füllen. Den Schnitt mit Zahnstochern verschließen und das Schnitzel braun anbraten: Salbeifüllungen machen Fleisch nicht nur bekömmlicher, sondern geben ihm auch eine aromatisch-frische Geschmacksnote.

Für eine Sauce das gebratene Schnitzel aus der Pfanne nehmen und warm stellen. Den Bratensatz mit Marsala oder Sherry ablöschen, die Sahne unterrühren und die Sauce etwas einkochen lassen. Mit Salz und Pfeffer abschmecken und über das Schnitzel geben.

Frische Salbeiblätter können auch eingefroren werden. Dazu werden die Blätter vorsichtig von den Stängeln gezupft, gewaschen und mit Küchenkrepp trockengetupft. Schließlich werden sie in kleinen Portionen in Alufolie gewickelt oder in Plastikbeutel verpackt und bei -18 °C eingefroren.

Pilz-Leber-Pfanne (für 4 Personen)

Zutaten: 150 g Champignons oder Egerlinge, 1 Bund Lauchzwiebeln (ca. 3 Stück), 100 g Kirschtomaten, 125 g Putenleber (oder Hähnchenleber), 25 g Butter, 1 EL frischer Salbei, Salz, schwarzer Pfeffer, 100 g Schlagsahne

Zubereitung: Champignons (oder Egerlinge) trocken abreiben oder kurz waschen und gut trockentupfen. Lauchzwiebeln und Kirschtomaten waschen und abtropfen lassen. Kirschtomaten halbieren, Lauchzwiebeln in Ringe schneiden. Puten- oder Hähnchenleber waschen, trockentupfen und in mundgerechte Stücke schneiden. Butter in einer Pfanne erhitzen, Pilze und Putenleber darin anbraten. Lauchzwiebeln und Salbei zufügen und 1 bis 2 Minuten mitbraten. Pilzpfanne mit Salz und frischem Pfeffer würzen, mit Sahne ablöschen. Kirschtomaten zufügen und für ca. 2 Minuten in der Pfanne mitschmoren. Nochmals mit Salz und Pfeffer abschmecken.

In den gebackenen Äpfeln vereinen sich die sehr unterschiedlichen Aromen von Äpfeln, Fleisch und Salbei zu einem außergewöhnlichen Geschmackserlebnis.

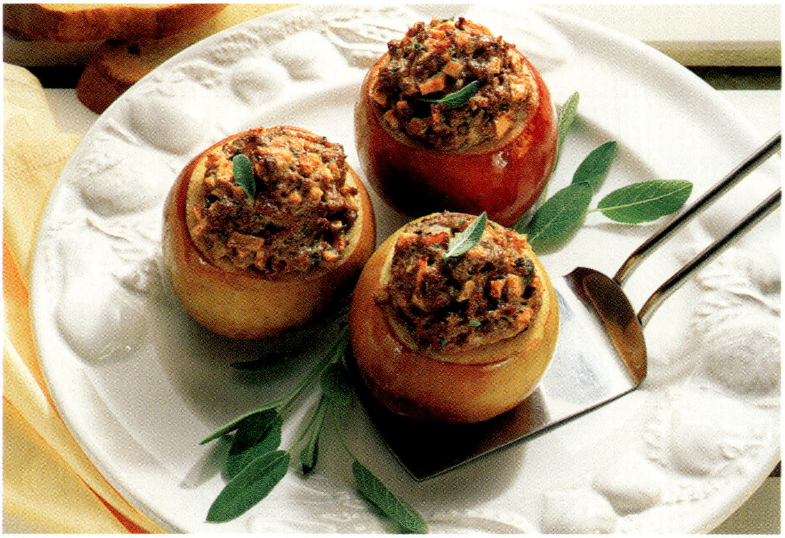

Die Italiener verwenden grundsätzlich nur frische Salbeiblätter in der Küche. Wenn Sie getrockneten Salbei verwenden müssen, sollte das Kraut möglichst wenig zerkleinert sein. Pulverisierter Salbei verliert sehr rasch sein Aroma und ist nur noch bitter.

Salbeipizza mit Speck (für 4 Personen)

Zutaten: 250 g Mehl für den Teig und etwas Mehl zum Ausrollen, 1 Päckchen Pizza-Fix (Backpulver mit Trockenhefe für Pizzateig), 1 EL Olivenöl, 150 ml Wasser, Salz, 1 Knoblauchzehe, 200 g geräucherter, durchwachsener Speck, 4 Stiele frischer oder 2 TL getrockneter Salbei, 1 Packung (200 g) passierte Tomaten, 100 g Gouda oder Mozzarella, Pfeffer

Zubereitung: Mehl und Pizza-Fix mischen. Öl, Wasser und Salz zufügen und alles mit den Knethaken des Handrührgeräts zu einem glatten Teig verrühren. Teig auf bemehlter Arbeitsfläche mit dem Nudelholz zu 1 großen Kreis oder 2 kleineren Kreisen ausrollen. Auf ein mit Backpapier bedecktes Blech legen.

Den Knoblauch abziehen. Speck in feine Würfel schneiden und in einer Pfanne ohne Fett leicht anbraten, den Knoblauch hineinpressen und kurz mitbraten. Den frischen Salbei waschen und trockentupfen, Blättchen von den Stielen zupfen, zum Speck geben und kurz anbraten. Der getrocknete Salbei wird einfach so hinzugegeben.

Teig mit passierten Tomaten bestreichen, Salbei-Speck-Mischung auf der Pizza verteilen. Käse reiben oder Mozzarella klein schneiden, die

Pizza damit bestreuen oder belegen. Im vorgeheizten Backofen bei 200 °C 20 bis 30 Minuten lang backen. Mit Pfeffer bestreuen. Zur Salbeipizza servieren Sie am besten Rotwein.

Gebackene Äpfel mit Fleischfüllung (für 4 Personen)

Zutaten: 4 große, herb-säuerliche Äpfel (z. B. Boskop), 2 EL Zitronensaft, 70 g gemischtes Hackfleisch, 70 g fein gehackte Kalbsleber, 1 TL frischer Salbei, Salz, weißer Pfeffer, 1 Prise Zucker, 20 g Butter für die Form, 120 ml Weißwein
Zubereitung: Die Äpfel waschen und aushöhlen. Das Fruchtfleisch hacken, mit 1 Esslöffel Zitronensaft mischen. Mit Hackfleisch, Leber, gehacktem Salbei, Salz, Pfeffer, Zucker und dem restlichen Zitronensaft vermengen, kräftig abschmecken. Die Äpfel mit der Masse füllen, in eine flache, mit etwas Butter gefettete Auflaufform setzen. Restliche Butter in Flöckchen darauf verteilen, den Weißwein angießen. Im auf 200 °C vorgeheizten Backofen 30 Minuten lang backen.

Pasta und Salbei

Tortellini mit Salbei-Sahne-Sauce (für 4 Personen)

Zutaten: 250 g Schlagsahne, 2 EL Butter, 4 frische Salbeiblätter, 100 g geriebener frischer Parmesan, Salz, Pfeffer, 1 Messerspitze pulverisierte Muskatnuss, 500 g Tortellini
Zubereitung: Für die Sauce Sahne, Butter und klein geschnittenen Salbei im Topf aufkochen. Käse zugeben. Mit Salz, Pfeffer und Muskat würzen. Sauce unter ständigem Rühren bei milder Hitze sämig einkochen lassen. Währenddessen die Nudeln nach Packungsanweisung in Salzwasser garen, abgetropft in eine Schüssel geben. Die Sauce wird unmittelbar vor dem Servieren über die heißen Nudeln gegossen.

Salbei passt sehr gut zu Saucen, die man auf Nudeln gibt. Die nebenstehende Zubereitung hat in Italien lange Tradition.

Tagliatelle in Salbei-Gorgonzola-Sauce (für 2 Personen)

Zutaten: 1 Scheibe gekochter Schinken, 200 g Gorgonzola, 4 frische Salbeiblätter, 1 EL Butter, 200 g Schlagsahne, weißer Pfeffer, 2 EL Petersilie, 1 Knoblauchzehe, 400 g Tagliatelle (schmale italienische Bandnudeln), Salz

Zubereitung: Den Schinken und den Käse würfeln. Gorgonzola, gehackten Salbei und Butter in der Pfanne erhitzen. Wenn der Käse langsam flüssig wird, kommt die Sahne hinzu. Gut umrühren. Mit Pfeffer würzen. Schinken, klein gehackte Petersilie und zerdrückten Knoblauch hinzugeben. Noch ein paar Minuten unter ständigem Rühren andicken lassen. Die Tagliatelle nach Packungsanweisung in Salzwasser garen, abgetropft in eine Schüssel geben.
Planen Sie das Kochen so, dass Nudeln und Sauce möglichst gleichzeitig fertig werden. Beim Servieren wird die Sauce über die auf Teller verteilten Nudelportionen gegossen.

Etwas Honig oder eine Prise Zucker heben das Aroma von frischen Tomaten, die leider nur noch selten richtig ausgereift, sondern meist recht säuerlich und wässrig in den Handel kommen. Nebenstehendes Gericht empfiehlt sich deshalb im Hochsommer, wenn sonnengereifte Tomaten erhältlich sind.

Spiralnudeln mit Tomaten-Salbei-Sauce (für 4 Personen)

Zutaten: 1200 g Fleischtomaten, 400 g Spiralnudeln, 1 Zwiebel, 1 Bund frischer Salbei, 1 EL Sonnenblumenöl, 1 TL Honig, Salz, 3–4 Spritzer Tabascosauce

Zubereitung: Einen großen Topf mit Salzwasser zum Kochen bringen. Tomaten waschen und mit einem scharfen Messer kreuzweise die Haut einritzen. Kurz in das kochende Wasser tauchen und unter kaltem Wasser abschrecken. Dann die Spiralnudeln in das kochende Wasser geben und nach Packungsanweisung bissfest kochen.

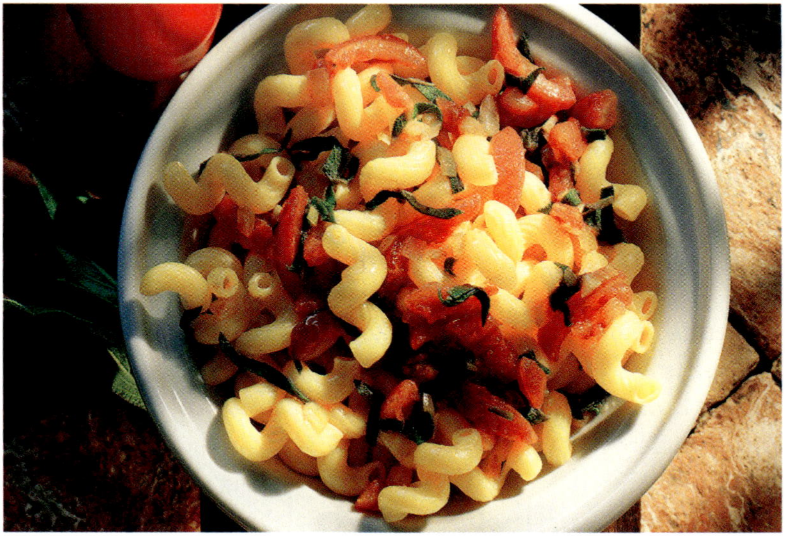

Die Spiralnudeln mit Tomaten-Salbei-Sauce sind in 20 Minuten zubereitet und enthalten pro Portion nur 466 Kilokalorien bzw. 1957 Kilojoule.

In der Zwischenzeit die Haut von den Tomaten abziehen, den Stielansatz herausschneiden und das Fruchtfleisch würfeln. Die Zwiebel abziehen und ebenfalls fein würfeln. Die Salbeiblätter kurz waschen, trocknen und in feine Streifen schneiden.
Öl in einer Pfanne erhitzen, Zwiebelwürfel und Salbei darin andünsten. Wenn die Zwiebelwürfel glasig sind, die Tomatenwürfel hinzufügen und bei schwacher Hitze unter Rühren 1 bis 2 Minuten lang kochen lassen. Mit Honig, Salz und Tabascosauce abschmecken. Die Nudeln abgießen und mit der Sauce vermischen.

Lasagne mit Äpfeln und Salbei (für 4 bis 6 Personen)

Zutaten: 500 g Fleischtomaten, 1 Zwiebel, 2 Stangen Sellerie, 100 g durchwachsener Speck, 2 EL Öl, 500 g gemischtes Hackfleisch, 125 ml Apfelwein oder -saft, 125 ml Fleischbrühe, 2 EL gehackte Kräuter (Salbei, Majoran und Rosmarin), Salz, Pfeffer, 3 große säuerliche Äpfel (z. B. Boskop), 60 g Butter, 60 g Mehl, 750 ml Milch, Salz, Pfeffer, Muskatnuss, 12 Lasagneblätter (vorgekocht), 150 g Mozzarella, 100 g Allgäuer Emmentaler

Zubereitung: Die Tomaten kreuzweise mit einem scharfen Messer einritzen und kurz mit kochendem Wasser überbrühen. Unter kaltem Wasser abschrecken und die Haut abziehen. Stielansätze herausschneiden und das Fruchtfleisch würfeln. Zwiebel abziehen, Sellerie waschen und putzen. Gemüse und Speck fein würfeln.
Öl in einem weiten Topf erhitzen und Speckwürfel darin knusprig braten. Die Hitze reduzieren, Zwiebel und Sellerie hinzufügen und andünsten. Wenn die Zwiebelwürfel glasig werden, das Hackfleisch zugeben und unter Rühren anbraten, bis es krümelig ist. Apfelwein oder -saft, Fleischbrühe, vorbereitete Tomaten und Kräuter dazugeben. Mit Salz und Pfeffer würzen und für 35 Minuten im offenen Topf bei geringer Hitze kochen lassen.
Äpfel schälen, entkernen und in Scheiben schneiden. Für die Sauce Butter bei mittlerer Hitze in einem Topf zerlassen und das Mehl darin unter Rühren goldgelb andünsten. Milch unter ständigem Rühren hinzugeben. Bei schwacher Hitze 10 Minuten lang kochen lassen. Mit Salz, Pfeffer und geriebener Muskatnuss abschmecken. Eine Auflauf-

Salbei eignet sich auch sehr gut zum Würzen von Obst. Gerade bei süßen Obstsorten wie Banane und Apfel setzt er einen wirkungsvollen geschmacklichen Kontrapunkt.

form mit etwas Sauce ausgießen, mit 4 Lasagneblättern auskleiden. Die Hälfte der Apfelscheiben darauf geben, die Hälfte der Hackfleischfüllung darauf verteilen, mit Sauce übergießen. Noch einmal Lasagneblätter, Apfelscheiben, Füllung und Sauce darüber geben, mit Lasagneblättern abschließen.
Mozzarella in Scheiben schneiden, Emmentaler reiben und beides auf den Nudelblättern verteilen. Bei 200 °C 40 Minuten lang im Ofen goldgelb überbacken.

Noch aromatischer schmeckt nebenstehende Pilzsauce, wenn Sie einige zuvor in Weißwein eingeweichte getrocknete Steinpilze mitbraten. Den Weißwein muss man dann vor dem Ablöschen der Sauce durch ein Filterpapier gießen, um den sandigen Bodensatz zurückzuhalten.

Bandnudeln mit Salbei und Pilzen (für 4 Personen)

Zutaten: 400 g Austernpilze, 2 Tomaten, 1 Bund Petersilie, 3 Zweige Thymian, 1 Bund Schnittlauch, 16 Salbeiblätter, 2 Knoblauchzehen, 500 g breite Bandnudeln, 1 EL Öl, 5 cl trockener Vermouth, 5 cl Weißwein, 100 g Butter, 2 EL Crème fraîche

Zubereitung: Pilze putzen, entstielen und in Streifen schneiden. Tomaten mit kochendem Wasser überbrühen, häuten, vierteln, entkernen und würfeln. Petersilien- und Thymianblättchen von den Stielen zupfen, Schnittlauch und Salbei klein schneiden, Knoblauchzehen abziehen und fein hacken.
Nudeln in reichlich kochendem Wasser nach Packungsanweisung bissfest kochen. Währenddessen das Öl in einer Pfanne erhitzen und die Pilze bei starker Hitze für 5 Minuten darin braten. Tomatenwürfel und gehackten Knoblauch hinzugeben und kurz mitbraten. Mit Vermouth und Weißwein ablöschen und die Sauce in der offenen Pfanne etwa auf die Hälfte einkochen lassen.
Kräuter in die Sauce einschwenken, die gut gekühlte Butter in Würfel schneiden und mit der Crème fraîche ebenfalls zugeben. Nudeln abgießen und mit der Sauce vermischen.

Schmackhaftes für zwischendurch

Bananen »al forno« (für 4 Personen)

Zutaten: 4 mittelgroße Bananen, 3 EL Honig, 100 g Mandelblättchen, 20 g Butter, 4 Salbeiblätter, 8–10 EL Tomatenketchup, 2 Knoblauchzehen, 1 mittelgroße Zwiebel, Salz, Pfeffer

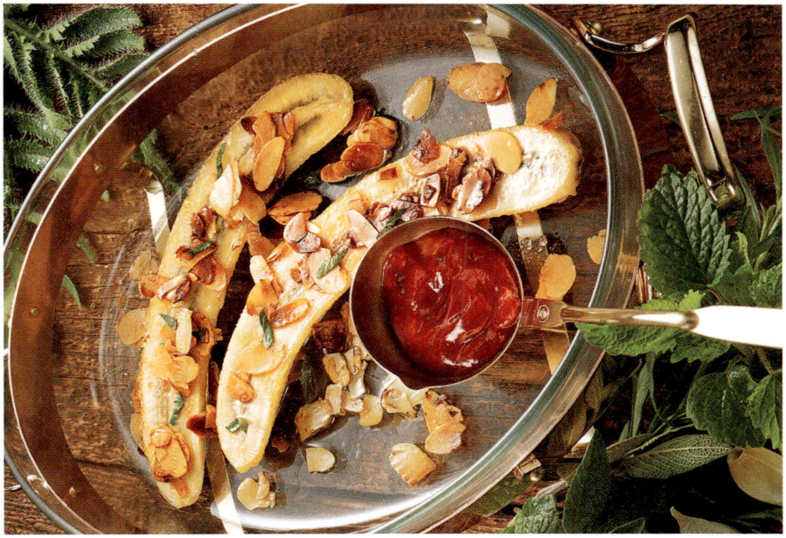

Die süß-pikanten Bananen »al forno« eignen sich als kleine Mahlzeit oder auch als ein Gang für eine asiatische Menüzusammenstellung.

Zubereitung: Bananen schälen, längs halbieren, mit Honig bestreichen, in eine feuerfeste flache Form geben. Mandelblättchen in einer Pfanne ohne Fett goldbraun rösten, über die Bananen streuen. Butter in kleinen Flöckchen zu den Bananen in die Form geben, die Hälfte der klein geschnittenen Salbeiblättchen darüber streuen, ca. 10 Minuten lang bei mittlerer Hitze im Backofen backen. Tomatenketchup, durchgepressten Knoblauch, gehackte Zwiebel und restlichen Salbei zu einer Sauce verrühren. Mit Salz und grob gestoßenem Pfeffer abschmecken. Separat zu den Honig-Mandel-Bananen reichen.

Aufgrund seiner antioxidativen Eigenschaften ist Salbei auch ein gutes Konservierungsmittel. Vor allem Fleisch und Käse halten sich bedeutend länger, wenn sie in Salbei oder in einer Salbei-Öl-Tunke eingelegt wurden.

Marinierter Ziegenkäse (für 4 Personen)

Zutaten: 1 rote Chilischote, 8 Stück Ziegenkäse (je 30 g), 4 frische Salbeiblätter, 1 TL Oregano, 1 Lorbeerblatt, 1 Knoblauchzehe, 500 ml Olivenöl

Zubereitung: Die Chilischote aufschneiden. Kerne entfernen, die Schote klein schneiden. Den Käse zusammen mit den Kräutern, dem durchgepressten Knoblauch und dem Chili dekorativ in ein Glas schichten und mit Öl begießen. Das Ganze mindestens 24 Stunden lang ziehen lassen. Den marinierten Käse kühl aufbewahren.

Salbeiküchlein (für 2 Personen)

Zutaten: 12 frische Salbeiblätter, 200 g Mehl, 200 ml Bier (am besten Export oder Pilsener), 4 Eigelbe, Salz, Zucker, 2 Eiweiße, Ausbackfett, Küchenkrepp

Zubereitung: Salbeiblätter waschen und abtrocknen. Das Mehl mit dem Bier verrühren, dann die Eigelbe unterrühren. Den Teig 10 Minuten lang stehen lassen, anschließend das mit etwas Salz und Zucker steif geschlagene Eiweiß unterheben. Salbeiblätter einzeln durch den Teig ziehen. Dann in reichlich Fett ausbacken. Schließlich die Salbeiküchlein auf Küchenkrepp entfetten und sehr heiß servieren.

Salbei ist das ideale Gewürz für warme Sommerabende, denn er bringt immer etwas Kühle in die Speisen hinein. Darüber hinaus verbessert er die Verdauung, so dass späte Mahlzeiten nicht die Nachtruhe stören.

»Sundowner« für den Feierabend

Campari on the Rocks

Zutaten: 2 Eiswürfel, 4–5 cl Campari pro Aperitif

Zubereitung: Die Eiswürfel in das Glas, den Campari über das Eis geben. So kann sich das Aroma voll entfalten. Je nach Geschmack mit Zitronen- oder Orangenschale abspritzen. Dazu reichen Sie:

Salbeimäuschen mit Avocadodip

Zutaten für den Teig: 2 Eier, 150 g Mehl, 4 EL Olivenöl, 1/2 TL Salz, 1/8 l Bier, 1 Bund Salbei mit schönen Blättern, Butterschmalz oder Olivenöl zum Ausbacken

Zutaten für den Avocadodip: 2 reife Avocados, Saft von 3 Zitronen, Salz, Pfeffer, Cayennepfeffer

Zubereitung: Die Zutaten für den Teig mit dem Schneebesen aufschlagen. 30 Minuten lang quellen lassen, das macht ihn nach dem Backen duftiger. Inzwischen die Salbeiblätter von den Stielen zupfen und einzeln durch den Ausbackteig ziehen, etwas abstreifen, dann in heißem Fett (Thermostat auf 190 °C) schwimmend goldbraun ausbacken. Auf Küchenkrepp abtropfen lassen.

Für den Dip die Avocados schälen und die Steine herauslösen. Das Fruchtfleisch mit Zitronensaft, Salz und Pfeffer pürieren. Mit Cayennepfeffer nach Geschmack schärfen. Die Salbeimäuschen in Avocadodip getaucht genießen.

Über den Autor

Dr. Jörg Zittlau hat Philosphie, Biologie und Sportmedizin studiert und arbeitet heute als freier Wissenschaftsjournalist mit den Schwerpunkten Alternativmedizin, Psychologie und Ernährung.

Dank

Besonders danken möchte der Autor der ABDA (Bundesvereinigung Deutscher Apothekenverbände) und Herrn Dr. Dr. Uehleke, Leiter der medizinischen Abteilung der Kneipp-Werke, für die freundliche Bereitstellung ihrer Archive. Für die zahlreichen Salbeirezepte dankt der Autor Ketchum Public Relations in München.

Literatur

Braun, Hans/Frohne, Dietrich: Heilpflanzenlexikon. Gustav-Fischer-Verlag. Stuttgart 1994
Chevalier, Andrew: Die BLV-Enzyklopädie der Heilpflanzen. BLV-Verlag. München 1998
Helfferich, Michael/Zittlau, Jörg: Heilpflanzen unserer Heimat. Ludwig Verlag. München 1997
Hänsel/Keller/Rimpler/Schneider: Drogen P–Z. Springer-Verlag. Berlin 1994

Leser- und Bestellservice

Heil- und Duftstoffe aus der Natur. Galerie fit & gesund – Der Gesundheitsladen, Mittelweg 19, 20148 Hamburg, Tel. / Fax 040 / 410 65 19

Hinweis

Das vorliegende Buch ist sorgfältig erarbeitet worden. Dennoch erfolgen alle Angaben ohne Gewähr. Weder Autor noch Verlag können für eventuelle Nachteile oder Schäden, die aus den im Buch gemachten praktischen Hinweisen resultieren, eine Haftung übernehmen.

Bildnachweis

AKG, Berlin: 14 (N.N.), 21 (Erich Lessing); Albrecht Dirk, Meinerzhagen: 84; Bilderberg, Hamburg: 17 (Eberhard Grames), 58 (Wolfgang Kunz); Botanik-Bildarchiv Laux, Biberach a. d. Riß: U4, 22, 39, 42; Ketchum Public Relations, München: 88, 90, 93; Nagy Michael, München: Titel/Einklinker, 10, 31, 40, 49, 53, 80; Südwest Verlag, München: Titel/Fond, 19 (Claudia Rehm), 1 (Karl Newedel), 6 (Joachim Heller), 54, 66, 75 (Jump/Kristiane Vey)

Impressum

Redaktion:
Barbara Bredl,
Dr. Marion Onodi

Projektleitung:
Nicola von Otto

Redaktionsleitung und medizinische Fachberatung:
Dr. med. Christiane Lentz

Bildredaktion:
Sabine Kestler

Produktion:
Manfred Metzger

Umschlag:
Till Eiden

Layout:
Wolfgang Lehner

DTP/Satz:
Veronika Moga

Druck:
Weber Offset, München

Bindung:
R. Oldenbourg, München

Printed in Germany
Gedruckt auf chlor- und säurearmem Papier

ISBN 3-7787-3737-6

Sachregister

Rezepte und Anwendungen